Mohammad Tariq Salman

Atividade antimicrobiana da Nigella sativa contra bactérias resistentes

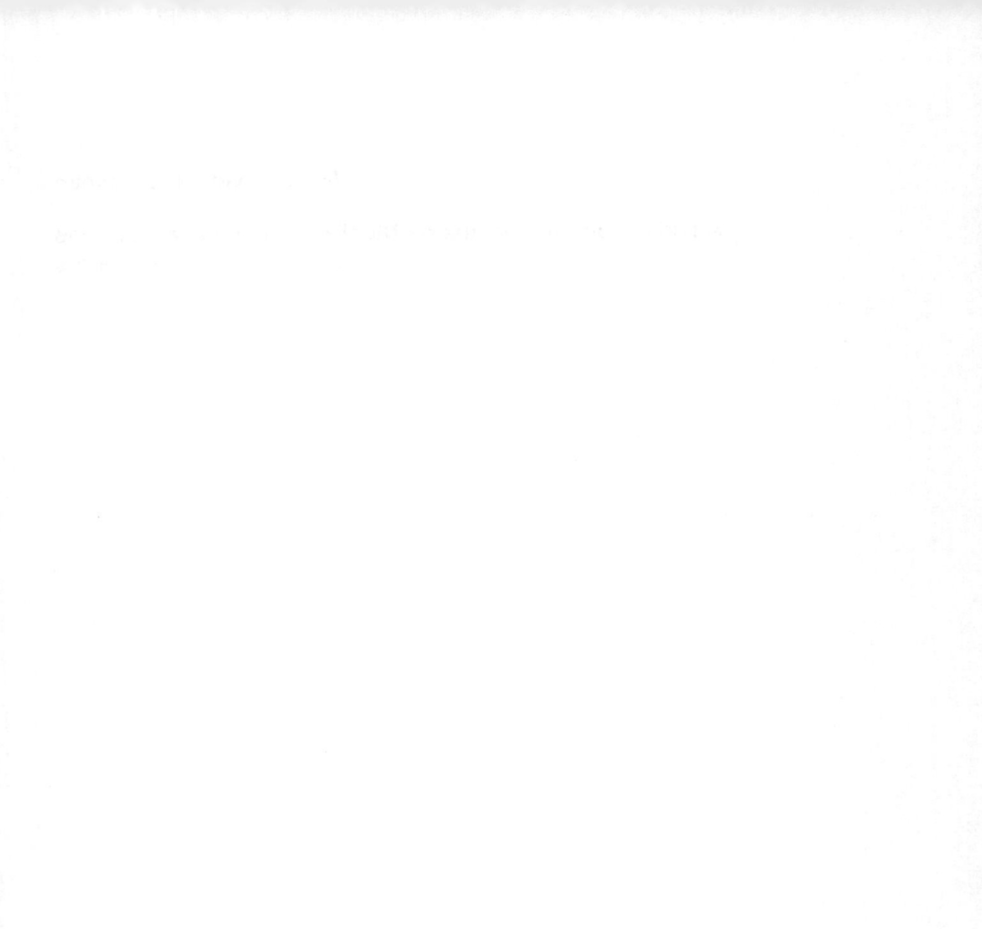

Mohammad Tariq Salman

Atividade antimicrobiana da Nigella sativa contra bactérias resistentes

Atividade antibacteriana do extrato e do óleo de sementes de cominho preto contra bactérias multirresistentes isoladas de pacientes

ScienciaScripts

Imprint
Any brand names and product names mentioned in this book are subject to trademark, brand or patent protection and are trademarks or registered trademarks of their respective holders. The use of brand names, product names, common names, trade names, product descriptions etc. even without a particular marking in this work is in no way to be construed to mean that such names may be regarded as unrestricted in respect of trademark and brand protection legislation and could thus be used by anyone.

Cover image: www.ingimage.com

This book is a translation from the original published under ISBN 978-620-2-31208-0.

Publisher:
Sciencia Scripts
is a trademark of
Dodo Books Indian Ocean Ltd. and OmniScriptum S.R.L publishing group

120 High Road, East Finchley, London, N2 9ED, United Kingdom
Str. Armeneasca 28/1, office 1, Chisinau MD-2012, Republic of Moldova, Europe
Managing Directors: Ieva Konstantinova, Victoria Ursu
info@omniscriptum.com

Printed at: see last page
ISBN: 978-620-8-40223-5

Agradecimentos

Em primeiro lugar, todos os louvores e agradecimentos vão para o Todo-Poderoso que só me permitiu concluir este trabalho na sua forma atual. É verdade que não poderia escrever esta tese sem a ajuda dos meus professores, colegas e amigos. É um prazer e uma responsabilidade agradecer-lhes.

Pahat fili Zhan, Presidente do Departamento de Farmacologia, JZMC, IMf Jlligarh, pelas suas sugestões inspiradoras e estimulantes, críticas construtivas, apoio e simpatia durante a realização deste trabalho.

Indu Shukla, Presidente do Departamento de Microbiologia, JZMC, IMf Jlligarh, que me forneceu orientações adequadas e valiosas em todas as fases desta investigação. Apesar da sua agenda preenchida, interessou-se sempre pelo meu trabalho e encorajou-me e apoiou-me sempre que senti necessidade durante esta difícil tarefa.

βnil Zumar pelas suas valiosas sugestões, orientação e encorajamento ao longo deste trabalho.

Estou também grato aos meus respeitados professores, nomeadamente, Dr.[c] Farida Jlhmad, Dr. M. Zaseeruddin, Dr. S. Ziaur pah-man, Dr. pazi Jlhmad e Dr. Wasim Pizvi pela sua ajuda e cooperação durante os meus eχhausting dias de experiências.

Os meus agradecimentos são também devidos aos meus colegas e a outras pessoas que me apoiam, Dr. Jlbdul Mannan, Dr. Jlbdur Pahman, Dr. JameelJlhmad, Dr. C.M. Pamaal, Dr. Deepak Srivastava, Dr. Jlbu Obaidah, Dr. Mohd. Deepak Srivastava, Dr. Jlbu Obaidah, Dr. Mohd. Zhalid Munir, Dr.[r] Kgmil[r] Kfian, Dr. S.M. Zakir e Dr. Zafees Jlhmad, pelo seu apoio moral e encorajamento.

Estaria a faltar aos meus deveres se não reconhecesse sinceramente a assistência que me foi prestada pelo Dr. Onkar Singh, o Sr. Prem Shankar Verma, o Sr. Pai fJI. Siddiqui, Sr. S. ⅝ Zahid Jamal, Sra. Pafat Sultana, Sr. Mohd. Shahid, Sr. S. Jlfsarili Zaidi, Sr. Zamran Hussain, Sr. Jhrwar Z-Siddiqui, Sr. Shakur Das, Sr. Pakesh, Sr. Jlsim, Sr. ZathuPam e outros membros do pessoal dos departamentos de Farmacologia e Microbiologia que se esforçaram por me ajudar de várias formas.

Por último, mas não menos importante, gostaria de partilhar o meu profundo sentimento de amor e afeto com todos os meus familiares pelo seu apoio infalível em todos os momentos.

Mohd. IariqSalman

Dedicado aos meus pais e professores

Conteúdo

Capítulo 1

Introdução

Encontrar poderes curativos nas plantas é uma ideia antiga. Os povos de todos os continentes utilizam há muito tempo centenas, se não milhares, de plantas indígenas para o tratamento de várias doenças que remontam à pré-história. Há provas de que os Neandertais que viviam há 60.000 anos no atual Iraque utilizavam plantas para fins medicinais (Stockwell, C. 1988, Thomson, W. A. R. (ed.) 1978.); estas plantas continuam a ser amplamente utilizadas em etnomedicina em todo o mundo.

A utilização e a procura de medicamentos e suplementos alimentares derivados de plantas aceleraram nos últimos anos. Farmacologistas, microbiologistas, botânicos e químicos de produtos naturais estão a vasculhar a Terra em busca de fitoquímicos e de pistas que possam ser desenvolvidas para o tratamento de doenças infecciosas. As plantas têm uma capacidade quase ilimitada para sintetizar substâncias aromáticas, a maioria das quais são fenóis ou os seus derivados substituídos por oxigénio, como os taninos (Geissman, T. A. 1963). A maioria são metabolitos secundários, dos quais pelo menos 12.000 foram isolados, um número estimado em menos de 10% do total (Schultes, R. E. 1978.) Em muitos casos, estas substâncias servem como mecanismos de defesa das plantas contra a predação por microrganismos, insectos e herbívoros. Muitas das ervas e especiarias utilizadas pelo homem para temperar os alimentos produzem compostos medicinais úteis, incluindo os que têm atividade antibacteriana. (Lewis e Elwin Lewis, 1977)

A descoberta, o desenvolvimento e a utilização clínica de antibióticos durante o século XX diminuíram substancialmente a morbilidade e a mortalidade causadas por infecções bacterianas. A era dos antibióticos começou com a aplicação terapêutica de fármacos sulfonamídicos em 1936, seguida de um período "dourado" de descobertas, aproximadamente de 1945 a 1970, quando uma série de fármacos estruturalmente

Foram descobertos e desenvolvidos diversos agentes altamente eficazes (Gale, E. F. et al, 1981). No entanto, desde 1980, a introdução de novos agentes antimicrobianos para utilização clínica diminuiu. Paralelamente, tem-se registado um aumento alarmante da resistência bacteriana aos agentes existentes. Os antimicrobianos contam-se entre os medicamentos mais utilizados. Por exemplo, 30% ou mais dos doentes hospitalizados são tratados com um ou mais cursos de terapia antimicrobiana. No entanto, os antimicrobianos também se encontram entre os medicamentos habitualmente utilizados de forma incorrecta pelos médicos, por exemplo, a utilização de um agente antibacteriano numa infeção viral do trato respiratório. A consequência inevitável da utilização generalizada e imprudente de agentes antimicrobianos tem sido o aparecimento de agentes patogénicos resistentes aos antibióticos, o que resulta no aparecimento de uma grave ameaça para a saúde pública mundial (Chopra, I., Hodgson J. et al, 1996; Cohen, M. L. 1992; Neu, H. C. 1992; Russell, A. D., e Chopra I., 1996; Swartz, M. N. 1994; Tenover, F. C., e Hughes J. M., 1996; Tomasz, A. 1994). O problema da resistência exige um esforço renovado para procurar agentes antibacterianos eficazes contra bactérias patogénicas resistentes aos antibióticos actuais. Uma das estratégias possíveis para atingir este objetivo é a localização racional de fitoquímicos bioactivos.

Os curandeiros tradicionais há muito que utilizam plantas para prevenir ou curar doenças infecciosas. Muitas destas plantas foram investigadas cientificamente quanto à sua atividade antimicrobiana e um grande número de produtos vegetais demonstrou inibir o crescimento de bactérias patogénicas. Alguns destes agentes parecem ter estruturas e modos de ação distintos dos antibióticos atualmente utilizados, o que sugere que a resistência cruzada com os agentes já utilizados pode ser mínima (Zahner, H., e Fiedler H. P., 1995.). Assim, vale a pena estudar as plantas e os produtos vegetais quanto à sua atividade contra bactérias resistentes.

A Nigella sativa (cominho preto) é uma dessas plantas que tem sido utilizada durante séculos para o tratamento de várias doenças, incluindo doenças infecciosas. As suas sementes, habitualmente utilizadas em receitas nos países asiáticos desde há 2000 anos, possuem alegadamente uma série de propriedades medicinais. Nas últimas três a quatro décadas, foi investigado exaustivamente e confirmado que possui propriedades relaxantes do músculo liso, anti-inflamatórias, analgésicas, antioxidantes, hepatoprotectoras, diuréticas, hipotensoras, protectoras de úlceras, citotóxicas, imunomoduladoras, inibidoras das células mastro, hipoglicémicas, hipocolesterolémicas, para além de atividade antimicrobiana. Os seus extractos brutos e o óleo essencial demonstraram possuir atividade antibacteriana contra muitas bactérias patogénicas, mas pouco trabalho foi feito com bactérias resistentes. Por isso, considerou-se que valia a pena estudar os seus efeitos sobre as bactérias resistentes.

O estudo foi realizado com o óleo *de N. sativa* e diferentes extractos brutos utilizando várias estirpes bacterianas obtidas do J. N. Medical College Hospital. Os discos impregnados com diferentes quantidades de fármaco (óleo ou extrato) foram colocados na superfície de placas de ágar Muellar Hinton inoculadas e incubadas a 37^0 C durante 18 horas. As zonas de inibição foram medidas. Foram utilizados discos de teste de sensibilidade a antibióticos para diagnóstico comercial para determinar o padrão de sensibilidade e a comparação.

Capítulo 2

Revisão da literatura

Introdução

A Nigella sativa (Ranunculaceae), vulgarmente conhecida como cominho preto, é uma pequena planta herbácea anual que se crê ser originária do Sul da Europa, mas que tem sido cultivada noutras partes do mundo, incluindo a região mediterrânica, a Península Arábica, o Norte de África e partes da Ásia, incluindo a Índia. Tem sementes pretas, tubulares, rugosas e trigonosas, com 2-3 mm de comprimento, que são utilizadas há séculos para fins medicinais e culinários. É muito utilizada para várias doenças, incluindo constipações, infecções (microbianas e virais) e doenças pulmonares (Mouhajir, F., Pedersen J. A., et al., 1999).

História

O cominho preto foi descoberto no túmulo de Tutenkhamen, o que implica que desempenhava um papel importante nas práticas egípcias. Embora o seu papel exato na cultura egípcia seja desconhecido, sabemos que os objectos sepultados com um rei eram cuidadosamente selecionados para o ajudar na vida após a morte. A mais antiga referência escrita ao cominho preto encontra-se no livro de Isaías, no Antigo Testamento. Isaías contrasta a colheita do cominho preto com a do trigo (Isaías 28: 25, 27 nkjv). O dicionário bíblico de Easton esclarece que a palavra hebraica para cominho preto, ketsah, refere-se sem dúvida à *Nigella sativa*. No sistema de medicina Unani Tibb, o cominho preto foi considerado como um remédio valioso numa série de doenças. Ibn Sina (980-1037 d.C.), mais famoso pelos seus volumes intitulados "O cânone da medicina", considerado por muitos como o livro mais famoso da história da medicina, refere-se ao cominho preto como a semente que estimula a energia do corpo e ajuda a recuperar da fadiga e do desânimo, tendo sido atribuídos às sementes de *N. sativa* vários efeitos terapêuticos sobre perturbações digestivas, doenças ginecológicas e sistema respiratório (Ave-sina, Sharafkhandy A.1990). Também está incluída na lista de medicamentos naturais de "Tibb e nabwi", ou medicina profética, de acordo com a tradição "agarra-te ao uso das sementes pretas porque nelas há cura para todas as doenças exceto a morte" (Sahih Bukhari vol. 7 livro 71 # 592). As sementes têm sido tradicionalmente utilizadas no Médio Oriente e nos países do Sudeste Asiático para tratar doenças como a asma, bronquite, reumatismo e doenças inflamatórias relacionadas, para aumentar a produção de leite em mães lactantes, para promover a digestão e para combater infecções parasitárias. O seu óleo tem sido utilizado para tratar doenças de pele como o eczema e furúnculos e para tratar sintomas de constipação. As muitas utilizações do cominho preto valeram a esta erva antiga a designação árabe "Habbatul barakah", que significa a semente da bênção (Sayed M.D.1980).

Habitat

A erva cresce em climas temperados e frios (Boskabady M.H. e Shahabi M., 1997). Acredita-se que seja nativa do Sul da Europa, mas é cultivada noutras partes do mundo, incluindo o Norte de África, o Médio Oriente e o Sudeste Asiático. Na Índia, é cultivada ou ocasionalmente encontrada como uma erva daninha em Punjab, Himachal Pradesh, Bihar e Assam (Pandey B.P, 2001c)

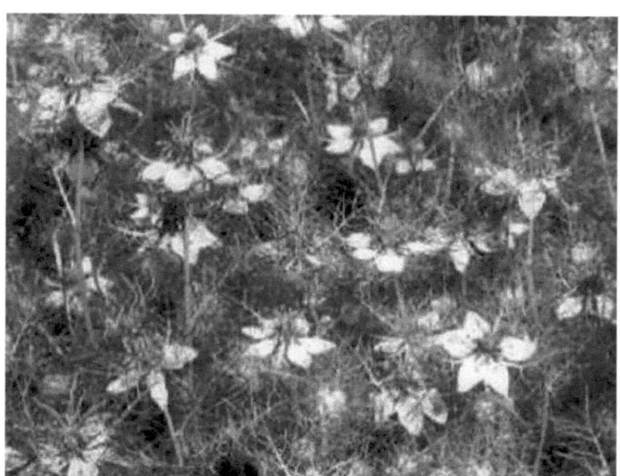

Figura 1 Plantas *de Nigella sativa*

Nomes comuns em diferentes línguas

Inglês - Black cumin, Black seed, Black caraway, small fennel

Hindi - Kalonji, Kalajira, Mungrela

Urdu - Kalonji

Bengali - Kalijira, Mungrela

Gujrati - Kalonji jira

Telugu - Nellajulakaira

Tamil - Karunjrajam

Kannada - Karajirage

Malayalam - Karunchiragam

Caxemira - Tukkhm-e-gandana

Marati - Kalaunji - jire, Kalerjire

Punjabi - Kalvanji

Sânscrito - Krishna jiraka, Sthula jiraka

Konkani - Kalljirem

Árabe - Habbatul sauda, Habbatul barakah

Persa - Shunez

Francês - Cominhos falsos

Russo - Charnushka

Alemão - Schwarz kummel

Myanmar - Samon-ne

(Khalid Ghazni p-228-236, Pandey B.P,2001c, Randhawa M.A, Al-Ghamdi M.J.,

2002)

Descrição botânica

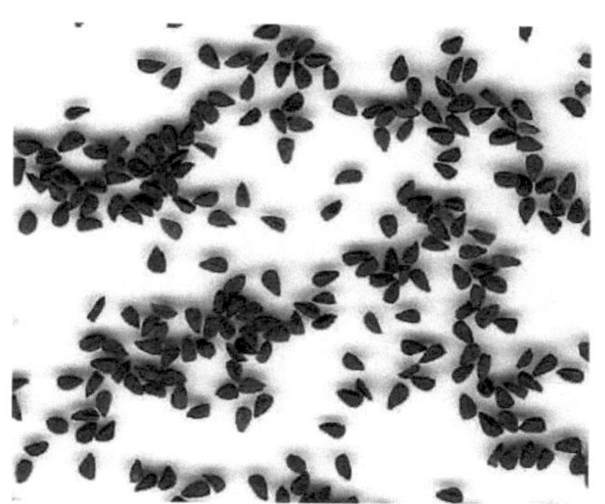

Figura 2 Sementes *de Nigella sativa*

Classificação (sistema de Hutchinson 1959)

Filo - Angiospermae (plantas com flores)

Subfilo - Dicotiledóneas (Planta embrionária com dois cotilédones)

Divisão - Herbaceae (Planta herbácea)

Ordem - Ranales (Bissexuais, pétalas presentes, estames livres, sementes ricas em endosperma, embrião diminuto)

Família - Ranunculaceae

Género - *Nigella*

Espécie - *sativa*

(B.P.Pandey 2001a)

Altura da planta - 45 c.m.

Hábito - Erva anual

Folhas - Crescem opostas entre si, aos pares, de cada lado do caule, com 2,5 -5,0 c.m. de comprimento, cortadas em segmentos lineares lanceolados.

Flores - Azul pálido, com 2,0 - 2,5 c.m. de diâmetro, crescem terminalmente nos ramos, com pedúnculos longos solitários

Fruto - Forma uma cápsula de fruto que se abre durante a maturação, expondo as sementes

Sementes - Dois mm. de comprimento, trigonais, pretas, ruguloso-tuberculosas.

Têm um odor caraterístico e um sabor forte, pungente e aromático. Contêm apenas endosperma com um embrião muito pequeno.

(Pandey B.P., 2001c)

Análise de sementes e fitoquímica

Cinzas totais - 3,8 - 5,3%

Cinza insolúvel em HCl - 0,0 - 0,5%

Óleo essencial (Óleo volátil)

Isolamento:

(1) Isolado por hidrodestilação utilizando o aparelho da farmacopeia austríaca (aparelho de Clevinger).

(2) As sementes esmagadas foram continuamente extraídas com petróleo leve (B.P. 40□°- 60□°C) usando um aparelho Soxhlet. O solvente foi removido sob vácuo e o resíduo acastanhado foi destilado a vapor. A extração do destilado aquoso com n-hexano e a remoção do solvente deram origem ao óleo volátil. (Burits M. e Bucar F. 2000)

Propriedades:

- Castanho amarelado com odor desagradável

- Valor de acidez até 1,9

- Valor de éster após acetilação 15 - 73

- Solúvel em 2 - 4,5 ou mais volumes de álcool a 90%

<u>Constituintes:</u>

- p-cimeno,
- %-Pineno

(El-Dakhakhny M. 1963)

- d-limoneno

- Cymene

- Nigelona ($C_{18}H_{22}O_4$, m.p. 195-197^0 C)

(Dutta 1959, Mahfouz e El-Dakhakhny, 1960; Rastogi Ram P. e Mehrotra B.N. 1991)

- Timoquinona

(Mahfouz, M. e El-Dakhakhny, M. 1960; El Dakhakhny M. 1965; Banlos L. 1983; El- Dakhakhny, M.1963)

- Ditimoquinona, timol, carvacrol, d-citronelol e p-cimeno 2-(2-metoxipropil)-5-metil -1,4 benzenodiol 6

(Randhawa M.A e Al-Ghamdi M.J., 2002)

- O timol, o carvacrol e o 2-(2-metoxipropil)-5-metil -1,4 benzenodiol estão presentes na parte solúvel em metanol do óleo.

(Enomoto S. et al, 2001)

- a-Pineno, Canfeno, b-Pineno, Sabineno, b-Mirceno, a-Terpineno, Limoneno, b-Felandreno, 1,8-Cineol, g-Terpineno, a-Terpinoleno, 2-Heptanal, Tujona, Trans-

Sabineno-hidratado, Longipineno, cânfora, linalol, cis-sabineno-hidratado, longifoleno, acetato de bornilo, 2-Undecanona, 4-Terpineol, borneol, carvona, 2-Tridecanona, t-Anetol, p-Cimeno-8-ol, p-Anisaldeído

(Burits M. e Bucar F. 2000)

Óleo gordo -

Obtido por

- Expressão das sementes.
- A extração com benzeno e a subsequente destilação por arrastamento com vapor do extrato para remover o óleo volátil dá origem a um óleo castanho-avermelhado

Gravidade específica (a 35^0 C) - 0,9152

Valor de acidez - 42,83

Valor de saponina - 199,6

Valor Hehner - 89,6

Matéria não saponificada - 0,03%

Ácidos gordos insaturados -

Ácido oleico (44,45%), ácido linoleico (35,99%), ácido araquidónico, ácido eicosadienoico,

Ácido linolénico e ácido almetoico

Ácidos gordos saturados -

Ácido mirístico (0,26%), ácido palmítico (6,31%) e ácido esteárico (2,45%)

Composição percentual de ácidos gordos de óleos fixos de amostras de sementes de *N. sativa* da Índia com base em TLC de fase inversa e análise de GC, conforme relatado por P.J. Houghton et al (1995).

Ácidos gordosPercentagem

Mirístico0 .20

Palmítico13 ,15

Esteárico2 ,97

Oleico25 ,67

Linoleico54 .68

Araquídico0 .25

Linolénico0 ,68

Eicosadienoico2 .39

Total saturado16 ,57

Insaturados totais83 ,43

Teor de timoquinona nos óleos fixos - 0,13 a 0,17% p/v

(Houghton, P. J., Zarka R., et al, 1995).

<u>Outros componentes em óleo fixo -</u>

Trinoleína, oleodilinoleína, dioleolinoleína, trilinoleína, palmito-oleo-linoleína, estearo-oleolinoleína (7%), beta-sitosterol, cicloeucalenol, cicloartenol, ésteres de esterol, glucósidos de esterol (Randhawa M.A, Al-Ghamdi M.J., 2002)

<u>Aminoácidos livres presentes nas sementes dormentes</u>

Cistina, Lisina, Ácido Aspártico, Ácido Glutâmico, Alanina, Triptofano, Valina, Leucina, Arginina, Lisina, Metionina, Tirosina, Prolina, Treonina.

Proteínas totais: 16,0 - 19,9%

(Randhawa M.A, Al-Ghamdi M.J., 2002)

Outros compostos identificados -

- Uma saponina amorfa ($C20H22O7$, m.p. 310^0 C), que na hidrólise dá um fenol amarelo e glucose.
- Melatina, saponina tóxica que dá, por hidrólise, Melantigenina
- Uma lipase
- Nigellin - princípio da amargura
- Taninos e resinas

(NAPRALERT 1975-1998).

- Açúcares redutores (sobretudo glucose)
- Ácido árabe
- Nigelidina - um alcaloide indazol (Atta U.R., S.M., Hasan S.S. et al, 1995)
- Nigelamina - um alcaloide de isoquinolina

(Rahman, A. U., Malik S. et al, 1992).

-N-óxido de -Nigelamina - um alcaloide de isoquinolina

(Atta, U. R., Malik S. et al, 1985).

Informações etnobotânicas

É uma planta medicinal generalista utilizada para diversos males como tosse, infecções pulmonares, asma, gripe, alergia, hipertensão e dores de estômago. As sementes são consideradas carminativas, estimulantes, diuréticas e galactogogas. É frequentemente tomado com mel.

O pó ou óleo das sementes é aplicado externamente em erupções cutâneas. (Atta, U.R.et al, 1995; Sayed
M.D. 1980)

Propriedades farmacológicas

Sistema respiratório:

Foi demonstrado que o pineno presente no óleo essencial (El-Dakhakhny M., 1963) possui atividade anticolinérgica (Bogats L.N., Epshtein M.M., 1959). Mahfouz et al (1960) investigaram o papel do extrato de sementes na supressão da tosse e da asma brônquica (Mahfouz, M. et al (1960). O óleo essencial de *N. sativa* protegeu a cobaia contra broncoespasmos induzidos por histamina (Rastogi Ram P., Mehrotra B.N. 1991, El-Dakhakhny, M. 1982, Mahfouz, M., El-Dakhakhny, M.1960). Mahfouz M. e El-Dakhakhny (1960), no entanto, mostraram que a Nigellone isolada do óleo essencial, (Rastogi Ram P, Mehrotra B.N., 1991) de *N. sativa* não afecta os receptores H1 da histamina em tecidos isolados. (Mahfouz M. e El-Dakhakhny M 1960). A propriedade broncodilatadora das sementes também foi registada por Mahfouz et al, 1962) e El-Dakhakhny M. (1965). A nigelona isolada do óleo essencial foi utilizada clinicamente na asma brônquica em crianças e adultos no Egito com resultados positivos e sem toxicidade. No entanto, o efeito terapêutico foi registado após um atraso de vários dias (Mahfouz M et. al., 1965). Sayed M.D. (1980) também relatou a utilização de Nigellone, isolado da fração de óleo volátil no tratamento da asma brônquica e a utilização do óleo expresso, na medicina popular, pelo público egípcio, no tratamento da asma, opressão respiratória e tosse (Sayed M.D.1980).

Reiter M. e Brandt W. (1985) relataram o efeito relaxante do óleo volátil nos músculos isolados da traqueia da cobaia. (Reiter M, Brandt W, 1985). Marozzi F.J. Jr et al (1970) também relataram os efeitos anti-histamínicos da timoquinona e do seu metabolito timohidroquinona (Marozzi F.J. Jr et al, 1970). A timoquinona é um componente ativo importante das sementes de *N. sativa* (Mahfouz M. e El-Dakhakhny M, 1960; El-Dakhakhny M, 1965; Banlos L., 1983; El-Dakhakhny M, 1963). Kasonia, K. et al (1993) relataram a utilização de *N. sativa* na medicina etno para a asma em Kivu, Zaire (Kasonia K., Ansay M., et al, 1993). Investigações realizadas em mastócitos peritoneais de ratos in vitro mostraram que a Nigellone, o polímero carbonílico da Timoquinona, é muito eficaz na inibição da libertação de histamina dos mastócitos induzida por secretagogos: antigénio em células sensibilizadas, composto 48/80 e o ionóforo de cálcio A 23187. O mecanismo de ação parece ser a diminuição do cálcio intracelular, inibindo a sua absorção e estimulando o seu efluxo, e a inibição da proteína quinase C (Chakravarty N. 1993).

A administração intravenosa de óleo volátil de cominho preto induziu aumentos dependentes da dose na frequência respiratória e na pressão intratraqueal de cobaias anestesiadas com uretano. Estes efeitos foram significativamente antagonizados pelo tratamento dos animais com mepiramina, atropina e reserpina. Não foram antagonizados pela indometacina, dietilcarbamazina ou hidrocortisona. Os resultados sugerem que os efeitos respiratórios induzidos pelo óleo volátil foram mediados pela libertação de histamina com envolvimento direto de mecanismos histaminérgicos e ativação indireta do mecanismo colinérgico muscarínico. A administração intravenosa de timoquinona induziu aumentos significativos na pressão intratraqueal de cobaias sem qualquer efeito na frequência respiratória. Isto sugere que a remoção da timoquinona do óleo volátil pode fornecer um potencial estimulante respiratório de ação central (El Tahir KE, Ashour M. M. S., et al., 1993). El-Sayed (1998) verificou que o tratamento de animais normais e sensibilizados com óleo *de N. sativa* provocou um aumento acentuado de PGE2 no pulmão perfundido da cobaia (El Sayed, El- Din NS, 1998).

O extrato bruto de sementes de *N. sativa* causa relaxamento das contracções induzidas por carbachol, histamina ou K+ na traqueia da cobaia, indicando uma atividade bloqueadora dos canais de cálcio. Verificou-se que a fração de éter de petróleo é aproximadamente 10 vezes mais potente como broncodilatador do que o extrato bruto. Assim, a utilidade das sementes de cominho preto para a asma na medicina tradicional parece basear-se numa base mecanicista sólida (Gilani A.H. et al, 2001). O óleo volátil das sementes de *N. sativa* inibiu a contração do músculo liso da traqueia do coelho e da cobaia induzida pela acetilcolina e pela histamina, respetivamente (Aqel M., 1992b). Boskabady M.H. e Shahabi M. (1997) estudaram os efeitos broncodilatadores e anticolinérgicos desta planta. Os efeitos relaxantes do extrato aquoso e do extrato macerado foram demonstrados nas cadeias traqueais pré-contraídas da cobaia, que foram induzidas por metacolina 10uM. Concluíram que o efeito relaxante do extrato macerado se deveu a um antagonismo não competitivo nos receptores muscarínicos e que o do extrato aquoso se deveu principalmente a um efeito competitivo nos receptores muscarínicos. Os seus resultados também não mostraram qualquer efeito estimulador B e/ou efeito anti-histamínico do extrato macerado em condições experimentais. (Boskabady M.H. e Shahabi M., 1997).

Efeitos na homeostase sanguínea:

Extractos gordos e de petróleo de *N. sativa* encurtaram o tempo de hemorragia e inibiram a atividade fibrinolítica em coelhos (Ghoneim, M.T. et al, 1982). Al-Awadi F.M. e Gumaa K.A. (1987) estudaram o extrato de redução da glucose no sangue de uma mistura de 5 plantas utilizadas por diabéticos do Kuwait para identificação do(s) seu(s) componente(s) ativo(s). Verificou-se que as sementes de *N. sativa* não têm efeito na tolerância à glucose. Al, H.A., Aqel M. et al (1993) relataram o efeito hipoglicémico do óleo volátil das sementes (Al, H. A., Aqel M. et al, 1993). El, S.O.A. e Nada S.A. (1996) relataram os efeitos hipoglicémicos de um chá multicomponente contendo *N. sativa* em ratos (El, S. O. A. e Nada S. A. (1996). Sallal AKJ e A Alkofahi (1996) relataram a inibição das actividades hemolíticas de venenos de cobra e escorpião in vitro com extrato *de N. sativa*. A ingestão de sementes de *N. sativa* causou uma redução significativa dos níveis de glucose e colesterol no sangue em humanos (Bamosa A.O. et al 1997). Jadayil S.A. et al (1999) efectuaram ensaios de alimentação animal utilizando ratos Sprague-Dawley. O peso do fígado, o teor de ferro no fígado, a concentração de ferro no soro e a concentração de hemoglobina no soro aumentaram significativamente nos animais alimentados com sementes de cominho preto.

A parte solúvel em metanol do óleo de cominho preto mostrou efeitos inibitórios na agregação plaquetária induzida pelo ácido araquidónico e na coagulação sanguínea. A parte solúvel em metanol foi ainda purificada para isolar o 2-(2-metoxipropil)-5-

metil-1, 4- benzenodiol, o timol e o carvacrol, todos com uma forte atividade inibidora. Estes compostos isolados e 8 compostos relacionados foram examinados através do teste de rastreio da agregação plaquetária induzida pelo ácido araquidónico e verificou-se que os compostos que possuíam grupos aromáticos hidroxilo e acetoxilo tinham uma atividade mais potente do que a aspirina (Enomoto S, et al 2001).

Os ratos tratados com uma dose oral de 1 ml / kg de peso corporal de óleo fixo de *N. sativa* durante 12 semanas mostraram uma diminuição significativa do colesterol sérico, triglicéridos, níveis de glucose e a contagem de leucócitos e plaquetas, enquanto os níveis de hematócrito e hemoglobina aumentaram significativamente em comparação com o controlo. Estes resultados pressupõem a utilização tradicional de sementes *de N. sativa* como tratamento de dislipidemia e hipoglicémia e anomalias relacionadas (Zaoui A, et al 2002). O efeito da timoquinona nos níveis sanguíneos de triglicéridos de colesterol, HDL e LDL em ratos albinos foi estudado por Bamosa A.O. et al (2002). A timoquinona produziu uma redução significativa nos níveis sanguíneos de todos os parâmetros estudados. Não se registou um efeito linear dependente da dose ou do tempo nestes parâmetros. O efeito começou após 4 dias e continuou, com algumas oscilações no resto da duração (ou seja, 14 dias) (Bamosa AO, 2002)

El-Dakhakhny M. et al (2002) estudaram o efeito do óleo de *N. sativa* nas concentrações de glucose no sangue em ratos diabéticos com estreptozosina, e o efeito do óleo de *N. sativa*, Nigellone e Thymoquinone na secreção de insulina de ilhéus pancreáticos isolados de ratos. O óleo *de N. sativa* reduziu significativamente as concentrações de glucose no sangue em ratos diabéticos. No entanto, este efeito não foi acompanhado por uma estimulação da libertação de insulina na presença de óleo de *N. sativa*, Nigellone ou Thymoquinone. Os dados indicam que o efeito hipoglicémico do óleo de *N. sativa* pode ser mediado por uma ação extrapancreática (El-Dakhakhny M, et al 2002). Num estudo clínico, verificou-se que o pó de sementes de N. *sativa* administrado com Karela (Momordica charantia) a pacientes com NIDDM era hipoglicémico (Anas M. et al, 2003).

Foram investigados os efeitos da NS na coagulação sanguínea e em alguns testes de função hepática de ratos albinos machos adultos normais. Foram administradas doses equivalentes (180 mg de NS/kg de rato/dia), metade, o dobro e o triplo de sementes em pó de NS incorporadas na massa de farinha durante 1, 2 e 4 semanas. Os controlos receberam massa de farinha simples. No final de cada período de alimentação, em comparação com o controlo, a dose equivalente de NS induziu uma hiperfibrinogenemia significativa (14%) após 4 semanas, enquanto a dose dupla induziu um prolongamento transitório significativo do tempo de protrombina (7,8%) e uma redução do tempo de trombina (13%) após 2 semanas e a dose tripla induziu uma redução transitória significativa do tempo de tromboplastina parcial activada (16%) e uma redução do tempo de trombina (13%) após 1 semana. Verificou-se um aumento do nível de albumina e da atividade da alanina aminotransferase paralelamente ao do fibrinogénio. Não foram observadas alterações na contagem de plaquetas, no nível de antitrombina III e nos níveis de atividade da aspartato aminotransferase. (Al-Jishi SA e Abuo Hozaifa B, 2003)

Analgésico anti-inflamatório:

Vohra, S.B. e Dandia P.C. (1992) e Khanna, T. et al (1993) relataram a atividade analgésica dos cominhos pretos. O óleo fixo bruto e a timoquinona pura inibiram as vias da ciclo-oxigenase e da 5-lipooxigenase do metabolismo do araquidonato em leucócitos peritoneais de ratos estimulados com o ionóforo de cálcio A 23187, como demonstrado pela inibição dependente da dose de TX-B2 e LT-B4, respetivamente. A inibição da geração de eicosanóides pelo óleo fixo de *N. sativa* foi maior do que a esperada pelo seu conteúdo de timoquinona, e é possível que outros componentes possam contribuir para a sua atividade antieicosanóide. Estas propriedades farmacológicas do óleo apoiam a utilização tradicional de *N. sativa* e dos seus produtos derivados como tratamento para o reumatismo e doenças inflamatórias relacionadas (Houghton, P. J., Zarka R. et al., 1995). O efeito anti-inflamatório foi confirmado pelo estudo de Mutabagani e El-Mahdy (1997) em ratos e pelo estudo de

Al, O.S.Y., Ammar N.M. et al (1997).

Abdel Fattah A.M. et al (2000) examinaram os efeitos antinociceptivos do óleo de *N. sativa* e da timoquinona em ratos. A administração oral do óleo de *N. sativa* suprimiu, de forma dependente da dose, a resposta nociceptiva no teste da placa quente, no teste do beliscão da cauda, no teste da contorção induzida pelo ácido acético e na fase inicial do teste da formalina, mas não afectou a atividade motora espontânea dos ratos. A administração sistémica (p.o. e i.p.) e a injeção i.c.v. de timoquinona atenuaram a resposta nociceptiva não só na fase inicial mas também na fase final do teste da formalina. A naloxona injectada s.c. bloqueou significativamente a antinocicepção induzida pelo óleo de *N. sativa* e pela timoquinona apenas na fase inicial do teste da formalina. Além disso, a injeção I.C.V. do antagonista μ-1 da naloxona, a naloxonazina, ou do antagonista dos receptores kappa, a nor-binaltorfimina, inverteu significativamente a antinocicepção induzida pela timoquinona apenas na fase inicial, mas não na fase final do teste da formalina, ao passo que o antagonista dos receptores delta não teve qualquer efeito em nenhuma das fases. O efeito antinociceptivo da morfina foi significativamente reduzido nos ratinhos tolerantes à timoquinona e ao óleo de *N. sativa*, mas não vice-versa. Estes resultados sugerem que a timoquinona e o óleo de *N. sativa* produzem efeitos antinociceptivos através da ativação indireta dos receptores opióides. Também inferiram que o efeito anti-inflamatório da timoquinona estava implicado no seu efeito antinociceptivo na fase tardia do teste da formalina.

Enomoto S. et al (2001) estudaram o efeito inibitório da porção solúvel em metanol do óleo de cominho preto, 3 compostos isolados do mesmo e 8 compostos relacionados na agregação plaquetária induzida pelo ácido araquidónico (Enomoto S, et al 2001). Al-Ghamdi M.S. (2001) investigou o extrato aquoso de *N. sativa* quanto a actividades anti-inflamatórias, analgésicas e antipiréticas em modelos animais; o extrato mostrou um efeito anti-inflamatório demonstrado pelos seus efeitos inibitórios no edema da pata induzido por carragenina. Também produziu um aumento significativo no tempo de reação da placa quente em ratos, indicando um efeito analgésico. No entanto, a suspensão bruta de *N. sativa* não teve qualquer efeito na pirexia induzida por levedura. Este estudo apoia a sua utilização na medicina popular como agente analgésico e anti-inflamatório (Al-Ghamdi M.S., 2001). El-Mahmoudy et al (2002) demonstraram que a timoquinona suprime a produção de NO por macrófagos peritoneais de rato, um efeito que pode ser útil para melhorar as condições inflamatórias (El Mahmoudy A, et al 2002). El-Dakhakhny M. et al (2002) estudaram o óleo *de N. sativa*, Nigellone e Thymoquinone derivado para avaliar o seu efeito na formação de produtos 5-LOX de PMNs. O óleo *de N. sativa* produziu uma inibição dependente da concentração dos produtos 5-LOX e da produção de 5-HETE. A nigelona causou uma inibição relacionada com a concentração da produção de 5-HETE de forma semelhante. Estes dados podem explicar em parte o efeito do óleo na melhoria das doenças inflamatórias (El- Dakhakhny M. et al (2002).

Ação no músculo liso:

O óleo essencial de *N. sativa* protegeu as cobaias contra os broncoespasmos induzidos pela histamina (Rastogi Ram P. et al, 1991; El-Dakhakhny M., 1982). As sementes também apresentaram uma atividade hipotensora (Mahfouz M. et al 1962). Aqel M. (1992b) verificou que o óleo volátil das sementes de *N. sativa* inibia as contracções do músculo liso da traqueia de coelho e de cobaia induzidas pela estimulação da acetilcolina e da histamina, respetivamente. Além disso, este óleo inibiu a contração dos anéis da aorta de coelho induzida pela estimulação com norepinefrina (Aqel, M. 1992a). Também inibiu os movimentos espontâneos e as contracções induzidas pela acetilcolina dos intestinos de coelho e de cobaia (Aqel M.B. 1993). El Tahir K.E. et al (1993) estudaram o efeito cardiovascular da VO da semente preta em ratos anestesiados com uretano e os efeitos foram comparados com os da timoquinona I.V. A administração da VO ou da timoquinona diminuiu a pressão sanguínea arterial e a frequência cardíaca de uma forma dependente da dose. Os resultados da análise farmacológica sugeriram que os efeitos depressores cardiovasculares induzidos pela VO foram mediados principalmente a nível central através de mecanismos indirectos e diretos que envolviam mecanismos 5-hidroxitriptaminérgicos e muscarínicos; os mecanismos diretos podem dever-se à presença de timoquinona na VO. A VO parece possuir o potencial de ser um potente agente anti-hipertensivo de ação central (El Tahir K.E. H., Ashour M. M. S. et al, 1993).

Aqel M. e Shaheen R. (1996) relataram que o VO de sementes de *N. sativa* inibiu os movimentos espontâneos do músculo uterino de ratos e porquinhos-da-índia e também as contracções induzidas pela estimulação com oxitocina. Concluíram que pode bloquear o Ca++ através de canais de Ca2+ dependentes de voltagem ou de canais de Ca2+ operados por receptores (Aqel, M. e Shaheen R. (1996). Zaoui A. et al (2000) também relataram efeitos hipotensores do extrato de diclorometano de sementes *de N. sativa* no rato espontaneamente hipertenso (Zaoui, A., Cherrah Y. et al., 2000). Gilani A.H. et al (2001) relataram que o extrato bruto de sementes *de N. sativa* causou um relaxamento dependente da dose de contracções espontâneas no jejuno de coelho. Também inibiu as contracções induzidas por K^+ numa gama de doses semelhante. O pré-tratamento do tecido com o extrato bruto produziu uma deslocação dependente da dose nas curvas de resposta à dose de Ca^{2+} para a direita, semelhante à do verapamil. Na traqueia da cobaia, provocou o relaxamento das contracções induzidas pelo carbacol, histamina ou K^+ , indicando a atividade bloqueadora do canal de Ca^{2+} . Verificou-se que esta atividade se concentrava na fração de éter de petróleo, que era aproximadamente 10 vezes mais potente do que o extrato bruto, tanto nas preparações do jejuno como da traqueia. Concluíram que o extrato bruto das sementes de *N. sativa* apresenta actividades espasmolíticas e broncodilatadoras mediadas possivelmente pelo bloqueio do canal Ca^{2+} e que esta atividade está concentrada na fração orgânica. A sua utilidade na diarreia e na asma na medicina tradicional parece, assim, basear-se numa base mecanicista sólida (Gilani AH, et al 2001).

Imunomodulador:

Verificou-se que as sementes de *N. sativa* aumentam a imunidade, aumentando o rácio T4: T8 em 55%, bem como a atividade das células assassinas naturais em 30% em voluntários humanos (ElKadi, A. Kandil, O. 1986). Haq A. et al (1995) estudaram os efeitos das sementes de *N. sativa* e das suas fracções solúveis in vitro na resposta dos linfócitos a diferentes mitogénios e na atividade dos leucócitos polimorfonucleares (PMN). Este efeito foi mais pronunciado quando foi utilizada a fração de baixo peso molecular (<10 kDa). *A N. sativa* aumentou a produção de IL-3 mas não de IL-2 por linfócitos humanos quando cultivados com células alogénicas agrupadas ou sem qualquer estimulador adicionado. *A N. sativa* também aumentou a IL-1B, sugerindo que tem um efeito nos macrófagos. Também suprimiu a atividade de quimioluminescência dos leucócitos utilizando acetato de miristato de forbol e Zymosan como estimulantes. No entanto, não foi observado qualquer efeito de *N. sativa* ou das suas fracções na fagocitose bacteriana ou na morte quando foi utilizado *S. aureus*, indicando que a diminuição da atividade de quimiluminescência na presença de *N. sativa* não é relevante para a atividade bactericida. Sugeriram que *a N. sativa* tem um efeito predominante no subconjunto TH-2 de células T CD-4 positivas. A supressão da quimiluminescência, mas não da atividade bactericida, sugere que *a N. sativa* inibe a atividade da mieloperoxidase dos PMN. Também realizaram um estudo em 50 ratos Balb/c para monitorizar o efeito da *N. sativa* nos subconjuntos de linfócitos T em vários intervalos de tempo. O efeito máximo das proteínas da semente preta foi observado às 6 horas após a injeção (Haq, A., Abdullatif M. et al., 1995).

O fracionamento completo de *N. sativa* utilizando a cromatografia de permuta iónica permitiu obter quatro picos (P1, P2, P3, P4) e a análise dos picos purificados utilizando SDS-PAGE. P1 mostrou duas bandas proteicas proeminentes de 53 e 34 kDa e P2 com três proteínas de 32, 15 e 11 kDa. em culturas mistas de linfócitos (MLC). *A N. sativa* inteira e as suas proteínas purificadas foram consideradas estimulantes e supressoras e este efeito variou de um dador para outro. A estimulação máxima foi observada com proteínas fraccionadas *de N. sativa* (P1) em MLC. Na MLC, também os picos de *N. sativa* (P1 e P2) foram estimulantes em concentrações de 0,1 a 10 mg/ml. Foi observado um efeito supressor uniforme da *N. sativa* e dos seus 4 picos quando os linfócitos foram activados com mitogénio de pokeweed (PWM). O efeito na produção de citocinas foi medido utilizando ELISA específico. Grandes quantidades de IL-1 foram segregadas por *N. sativa* inteira em meio de cultura com células mononucleares do sangue periférico não activadas (PBMC) e com células alogénicas. *A N. sativa* fraccionada foi menos eficaz quando comparada com as proteínas *da N. sativa* inteira. *A N. sativa* inteira suprimiu bem como estimulou a produção de IL-8 em PBMC não activadas e activadas por PWM, respetivamente, todos os picos foram estimulantes para a indução de IL-8 por células activadas por PWM. O efeito estimulador da *N. sativa* inteira e das proteínas fraccionadas também foi observado na produção de TNF (Haq A, et al 1999).

Swami S.M.K. e Tan B.K.H. (2000) estudaram os efeitos citotóxicos e imunopotenciadores do extrato etanólico. A fração de etil-acetato do extrato foi submetida a cromatografia em coluna. Das fracções derivadas, o eluato de clorofórmio - metanol 6:4, fração da coluna -5 (CC-5) exibiu propriedades imunomoduladoras. A fração de água do extrato etanólico também apresentou propriedades imunomoduladoras. Nenhuma das fracções exibiu um efeito proliferativo significativo em esplenócitos de rato na ausência de mitogénios. O CC-5 e as fracções aquosas em doses não citotóxicas aumentaram a resposta proliferativa na presença de Con A mas não de Lipopolissacarídeo (LPS) (Swamy, S. M. K. e Tan B. K. H., 2000).

El-Mahmoudy et al (2002) estudaram o papel imunomodulador da timoquinona relativamente ao seu efeito na produção de óxido nítrico (NO) por macrófagos peritoneais de rato. A timoquinona reduziu, de forma dependente da dose e do tempo, a produção de NO; um parâmetro para a síntese de NO, em supematantes de macrófagos estimulados por LPS sem afetar a viabilidade celular. A timoquinona também diminuiu o nível proteico de iNOS nos macrófagos peritoneais de uma forma dependente da concentração. Além disso, a timoquinona inibiu o aumento da expressão do ARNm da iNOS induzido pelo LPS, indicado pela reação em cadeia da polimerase com transcrição inversa. Estes resultados sugerem que a Timoquinona suprime a produção de NO pelos macrófagos; um efeito que pode ser útil para melhorar as condições auto-imunes (El-Mahmoudy et al (2002).

Efeitos sobre as hormonas:

Foi relatado que as sementes de *N. sativa* têm um efeito hipoglicémico (al-Awadi, F et al, 1991; Al, H. A., Aqel M. , et al, 1993; Bhakare, H. A., Kulkarni A. S. et al, 1993; Bamosa AO et al, 1997; Anas M. et al, 2003). El-Dakhakhny M. et al (2002) estudaram o efeito do óleo de *N. sativa* na concentração de glucose no sangue em ratos diabéticos com estreptozosina. Além disso, o efeito do óleo de *N. sativa*, Nigellone e Thymoquinone foi estudado na secreção de insulina de ilhotas pancreáticas isoladas de ratos na presença de 3, 5,6 ou 11,1 mM. Glicose. O óleo *de N. sativa* reduziu significativamente a concentração de glicose no sangue em ratos diabéticos após 2, 4 e 6 semanas, mas este efeito não foi acompanhado por uma estimulação da libertação de insulina na presença de óleo de *N. sativa*, Nigellone ou Thymoquinone. Os dados indicam que o efeito hipoglicémico do óleo *de N. sativa* pode ser mediado por acções extra pancreáticas e não por uma libertação estimulada de insulina (El-Dakhakhny M. et al (2002). Tennekoon, K.H etal (1992) relataram a atividade galactogoga da *N. sativa.*

O extrato de hexano das sementes impediu a gravidez em ratas Sprague - Dawley tratadas oralmente a uma dose diária de 2g/Kg no dia 1-10 pós - coito. Foi observada uma atividade antifertilidade significativa nas suas fracções e sub fracções da coluna. Na dose contraceptiva, o extrato de hexano ativo exibiu apenas uma atividade uterotrófica ligeira comparável quase à dose de 0,002 mg/Kg de 17 varia; é diretamente proporcional ao Etinilestradiol, mas foi desprovido de qualquer estrogenicidade no bioensaio de ratos imaturos. (Keshri, G., Singh M. M., et al, 1995). O óleo volátil das sementes de *N. sativa* inibiu as contracções induzidas pela estimulação da oxitocina em cornos uterinos isolados de ratos e de porquinhos-da-índia in vitro. Estes efeitos foram dependentes da concentração e reversíveis por lavagem dos tecidos. Os dados sugerem que o óleo volátil pode estar a ter algum potencial antioxitócico. (Aqel, M. e Shaheen R. (1996). Mehta, B.K etal (1999) relataram a atividade anti-implantação do extrato de sementes de *N. sativa.*

Efeito nos rins:

El-Dakhakhny (1965) relatou que entre as actividades do seu princípio ativo e do seu polímero estão as actividades colerética e uricosúrica (El-Dakhakhny, 1965). Foi demonstrado que *a N. sativa* aumenta a secreção de ácido úrico em ratos (El-Dakhakhny M., 1982). Hashem e El-Kiey (1982) utilizaram a semente para ajudar a desintegrar cálculos renais. A administração oral de timoquinona 5 dias antes e 5 dias depois de injecções únicas de cisplatina melhorou consideravelmente a nefrotoxicidade induzida pela cisplatina em ratinhos e ratos (Badary OA et al, 1997). A administração de timoquinona na água de beber de ratos durante 5 dias antes e durante o tratamento com ifosfamida (5 dias) melhorou a gravidade das lesões renais induzidas pela ifosfamida (Badary OA, 1999). O tratamento de ratos com um suplemento de timoquinona na água de beber durante 5 dias antes da injeção de doxorrubicina e, posteriormente, diariamente, reduziu significativamente a ureia sérica, os triglicéridos totais e o colesterol total. Do mesmo modo, os triglicéridos totais, o colesterol total e os peróxidos lipídicos nos rins dos ratos tratados com timoquinona diminuíram significativamente em comparação com a doxorrubicina isolada. Além disso, o conteúdo de sulfidrilo não proteico e a atividade da catalase nos rins do grupo tratado com timoquinona e doxorrubicina foram significativamente elevados em comparação com a DOX isolada. O tratamento com timoquinona suprimiu significativamente a proteinúria induzida pela DOX, a albuminúria e a excreção urinária de N-acetil-B-D-glucosamidase. O estudo demonstra um efeito marcado na supressão da nefropatia induzida pela DOX. Os dados sugerem que a timoquinona pode ser aplicável como agente protetor da proteinúria e da hiperlipidemia associadas

com síndroma nefrítico. (Badary OA et al, 2000) Uma dose oral de extrato de diclorometano de sementes *de N. sativa* no rato espontaneamente hipertenso aumentou significativamente a diurese após 15 dias de tratamento; a excreção urinária de cloro, iões de sódio e potássio e ureia também aumentou. (Zaoui, A., Cherrah Y., et al, 2000)

Efeitos no TGI:

El-Dakhakhny relatou a atividade colerética do princípio ativo da *N. sativa* e do seu polímero (El-Dakhakhny M., 1965). Foi demonstrado que aumenta a secreção biliar em cães (El-Dakhakhny M., 1982; Reiter M e Brandit W., 1985). O seu óleo volátil inibiu os movimentos espontâneos e a contração induzida pela acetilcolina do intestino do coelho e da cobaia (Aqel, M. B., 1993; Akhtar A.H. et al, 1996) relataram os efeitos antiulcerosos do extrato aquoso de *N. sativa* (Akhtar, A. H., Ahmad K. D., et al., 1996) A timoquinona foi testada em hepatócitos isolados de ratos como agente hepatoprotector contra o peróxido de terc-butil-hidróxido (TBHP). A pré-incubação de hepatócitos com timoquinona resultou na diminuição da fuga de ALT e AST e na diminuição da captação de azul de trifano (indicando perda de viabilidade celular em comparação com hepatócitos tratados com TBHP. Também impediu a depleção de GSH induzida pelo TBHP e protegeu a fuga de enzimas hepáticas. (Daba, M. H. e Abdel R. M. S., 1998) A administração oral de timoquinona numa dose única a ratinhos albinos suíços machos resultou numa proteção significativa contra os efeitos hepatotóxicos do tetracloreto de carbono. A timoquinona inibiu a peroxidação lipídica não enzimática invitro no homogenato de fígado (induzida por Fe3+-ascorbato) de uma forma dependente da dose. (Nagi, M. N., Alam K., et al, 1999). El-Dakhakhny M., Mady N.I. et al (2000) também relataram o efeito protetor do óleo *de N. sativa* contra a hepatotoxicidade induzida.

A administração de timoquinona a ratos na água de beber, começando 5 dias antes da injeção de CCl4 e continuando durante o período experimental, melhorou a hepatotoxicidade induzida no CCl4, como evidenciado por uma redução significativa nos níveis elevados de enzimas séricas, bem como uma diminuição significativa no conteúdo hepático de MDA (uma medida da peroxidação lipídica) e um aumento significativo no conteúdo total de sulfidrilo 24 horas após a administração de CCl4. Num ensaio in vitro separado, a timoquinona inibiu a peroxidação lipídica não enzimática do homogenato de fígado de ratinhos normais induzida por Fe^{3+} /ascorbato de uma forma dependente da dose. (Mansour MA., 2000).

M. El-Dakhakhny (2000) verificou que a administração de óleo *de N. sativa* em ratos produziu um aumento significativo do teor de mucina e do nível de glutatião e uma diminuição significativa do teor de histamina na mucosa. Quando os animais foram pré-tratados com etanol, verificou-se um aumento significativo do nível de glutatião, do conteúdo de mucina e da acidez livre e uma diminuição significativa do conteúdo de histamina da mucosa gástrica com um rácio de proteção de 53,56% em comparação com o grupo do etanol. O resultado mostra que o óleo *de N. sativa* tem uma ação protetora contra a úlcera induzida pelo etanol em ratos, que pode ser através de 1. Aumento do nível de glutatião na mucosa gástrica, levando à diminuição dos danos gástricos induzidos pelo etanol e ao aumento da síntese de PGs.2. Aumento da mucina citoprotectora e/ou 3. Diminuição do fator agressivo histamina (Akhtar, A. H., Ahmad K.D., et al, 1996) O extrato bruto de *N. sativa* causou um relaxamento dependente da dose das contracções espontâneas no jejuno de coelho. Também inibiu as contracções induzidas pelo K^+ numa gama de doses semelhante. O pré-tratamento do tecido com o extrato produziu uma deslocação dependente da dose do Ca^{2+} para a direita, semelhante à do verepernil, indicando uma atividade bloqueadora dos canais de cálcio. O fracionamento dirigido pela atividade revelou que esta atividade está concentrada na fração de éter de petróleo, que se verificou ser aproximadamente 10 vezes mais potente do que o extrato bruto. A utilidade da *N. sativa* para a diarreia na medicina tradicional parece, assim, basear-se numa base mecanicista sólida. (Gilani AH et al, 2001)

Efeitos no SNC:

Vohra S.B. e Dandiya P.C. (1992) relataram a atividade analgésica de *N. sativa.* . O óleo essencial demonstrou ter um efeito sedativo demonstrável num estudo realizado por Khanna T et al, (1993). Este estudo demonstrou que o óleo essencial era mais sedativo do que a clorpromazina, e também se verificou ser analgésico, tendo sido proposto que *a N. sativa* contém um componente semelhante ao opiáceo (Khanna T et al, 1993). Abdel-Fattah AM et al (2000) estudaram os efeitos antinociceptivos do óleo *de N. sativa* e do seu componente principal, a timoquinona, em ratos. A administração oral do óleo de *N. sativa* suprimiu, de forma dependente da dose, a resposta nociceptiva no teste da placa quente, no teste da pinça da cauda, no teste da escrita induzida por ácido ácido ácido e na fase inicial do teste da formalina, sem qualquer alteração significativa na atividade motora espontânea. Isto sugere que a antinocicepção induzida pelo óleo de *N. sativa* não se deve a um efeito sedativo. A naloxona bloqueou significativamente a antinocicepção induzida pelo óleo de *N. sativa* na fase inicial do teste da formalina. A administração de timoquinona atenuou a resposta nociceptiva não só na fase inicial mas também na fase tardia do teste da formalina. A injeção i.c.v. de naloxona, do antagonista dos receptores α-1 naloxonazina ou do antagonista dos receptores κ nor-binaltorfimina inverteu significativamente a antinocicepção induzida pela timoquinona na fase inicial mas não na fase tardia do teste da formalina, ao passo que o antagonista dos receptores naltrindole não teve qualquer efeito em nenhuma das fases. Isto sugere que o efeito antinociceptivo do óleo de *N. sativa* e da timoquinona é exercido através dos receptores supraespinhais μ-1 e κ. O efeito antinociceptivo da morfina foi significativamente reduzido em ratos tolerantes à timoquinona e ao óleo de *N. sativa*, mas não vice-versa. Esta tolerância assimétrica apoia a possibilidade de que o efeito antinociceptivo do óleo de *N. sativa* e da timoquinona se deva à estimulação indireta dos receptores opióides. (Abdel, F. A. F. M., Matsumoto K., et al, 2000).

O extrato aquoso também produziu um aumento significativo no tempo de reação da placa quente em ratos, indicando um efeito analgésico medicado através de receptores opióides. Isto apoia a sua utilização na medicina popular para reduzir a dor. (Al-Ghamdi MS 2001).

Efeitos cardiovasculares:

El Tahir KE et al (1993) estudaram os efeitos do óleo volátil de sementes pretas na pressão sanguínea arterial e no coração de ratos anestesiados com uretano e os efeitos foram comparados com os da timoquinona. A administração I.V. de óleo volátil (V.O.) a ratos diminuiu a pressão arterial e a frequência cardíaca de uma forma dependente da dose. Os efeitos do V.O. foram significativamente antagonizados pelo tratamento dos animais com ciproheptadina, hexametónio e atropina e por picada na coluna vertebral. O tratamento dos animais com reserpina antagonizou significativamente os efeitos depressores cardiovasculares induzidos por 4 e 8 µl/Kg de VO, mas não os induzidos pelas doses maiores. Os efeitos depressores CVS induzidos pela timoquinona foram significativamente antagonizados pela atropina e ciproheptadina, mas não pela reserpina. Os resultados sugerem que os efeitos depressores cardiovasculares induzidos pela VO foram mediados principalmente a nível central através de mecanismos indirectos e diretos que envolveram mecanismos 5-hidroxitriptaminérgicos e muscarínicos. Os mecanismos diretos podem ser devidos à presença de timoquinona no V.O. O V.O. parecia possuir o potencial de ser um potente agente anti-hipertensivo de ação central. (El Tahir K.E.H., Ashour M. M. S. et al, 1993) Este óleo também inibiu a contração de anéis de aorta de coelho induzida por estimulação de epinefrina (Aqel, M 1992a)

Uma dose oral de extrato de diclorometano de *N. sativa* aumentou significativamente a diurese após 15 dias de tratamento. Simultaneamente, a pressão arterial média diminuiu em 22%. (Zaoui, A., Cherrah Y., et al, 2000) Estudos no músculo liso da traqueia de coelho e cobaia e no jejuno isolado de coelho sugeriram a atividade bloqueadora do canal de Ca^{++} da *N. sativa* (Aqel, M 1992b; Akhtar, A. H., Ahmad K. D., et al, 1996).

Efeitos metabólicos:

Quatro novos alcalóides diterpénicos do tipo dolabelano, nigelaminas A (1) (1), A (2) (2), B (1) (3) e B (2) (4), foram isolados das sementes de *Nigella sativa*. Verificou-se que as nigelaminas A (1) (1), B (1) (3) e B (2) (4) apresentavam uma potente atividade promotora do metabolismo lipídico em hepatócitos primários de rato em cultura, e as suas actividades eram equivalentes às de um agonista PPAR-alfa, o clofibrato. (157) Novos alcalóides diterpénicos do tipo dolabelano, as nigelaminas A (3), A (4), A (5) e C, foram isolados do extrato metanólico de um alimento medicinal egípcio, o cominho preto (sementes de *Nigella sativa*). Verificou-se que as nigelaminas reduzem os níveis de triglicéridos em hepatócitos primários de rato em cultura e, em particular, a atividade da nigelamina A (5) era equivalente à do agente hipolipidémico, o clofibrato (Morikawa T. et al, 2004).

Atividade antioxidante:

N. sativa e a timoquinona impediram a peroxidação induzida por $Fe3+$-ascorbato de lipossomas de fosfolípidos de uma forma relacionada com a dose, mas a timoquinona foi cerca de 10 vezes mais potente. A quantidade de timoquinona no óleo *de N. sativa* não foi suficiente para explicar toda a sua atividade antioxidante observada e uma contribuição deve vir de algum outro componente. (Houghton P. J., Zarka R., et al, 1995). Haq A. et al (1995) estudaram o efeito da *N. sativa* inteira e dos seus extractos solúveis na atividade fagocítica dos PMNs com acetato de forbol miristato e Zymosan como estimulantes, utilizando 8 dadores normais diferentes. *N. sativa* na concentração de 5 µg/ml suprimiu claramente a atividade de quimioluminescência, mostrando atividade anti-oxidante. Não houve diferença significativa entre as várias fracções *de N. sativa*. (Haq A., Abdullatif M., et al, 1995). Badary OA et al (1997) referiram que a timoquinona melhorou significativamente a nefrotoxicidade induzida pela cisplatina em ratinhos e ratos.

A pré-incubação de hepatócitos isolados de ratos com 1 mM de timoquinona ou silibina, um conhecido agente hepatoprotector, resultou na proteção dos hepatócitos isolados contra a toxicidade induzida pelo hidroperóxido de terc-butilo (TBHP), evidenciada pela diminuição da fuga de ALT e AST e pela diminuição da captação de azul de trifano em comparação com os hepatócitos tratados com TBHP. Tanto a timoquinona como a silibina impediram a depleção de GSH induzida pelo TBHP na mesma medida. Embora a timoquinona tenha protegido a fuga das enzimas hepáticas, o grau de proteção foi menor do que o causado pela silibina. (Daba, M. H. e R. M. S. Abdel, 1998) A timoquinona administrada com água potável a partir de 5 dias antes de uma injeção i.p. única de Doxorrubicina (DOX) e continuando durante o período experimental melhorou a cardiotoxicidade induzida pela DOX em ratos, que foi sugerida como resultado da geração de radicais livres de oxigénio. (Badary OA et al, 2000) Esta descoberta foi evidenciada por reduções significativas nos níveis séricos elevados de LDH e CK e complementada pelo exame histopatológico do tecido cardíaco. Os autores mostraram também que a dose de timoquinona não interfere com a atividade antitumoral da DOX. (Al-Shabanah OA et al 1998) A administração oral de timoquinona numa dose única resultou numa proteção significativa contra os efeitos hepatotóxicos do CCl4 em ratos albinos suíços machos.

A timoquinona e o seu metabolito Dihidrotimoquinona (DHTQ) inibiram a peroxidação lipídica não enzimática in vitro em homogenato de fígado (induzida por Fe3+-ascorbato) de uma forma dependente da dose. Neste modelo in vitro, a DHTQ foi mais potente em comparação com a timoquinona e o hidroxitolueno butilado (BHT). Os dados sugerem que a ação protetora in vivo da timoquinona contra a hepatotoxicidade induzida pelo CCl4 pode ser mediada pelas propriedades antioxidantes combinadas da timoquinona e do seu metabolito DHTQ. (Nagi, M. N., Alam K., et al, 1999) A administração de timoquinona na água de beber de ratos durante 5 dias antes e durante o tratamento com ifosfamida (IFO) melhorou a gravidade das lesões renais induzidas pela IFO. A timoquinona preveniu significativamente a depleção renal de GSH induzida por IFO e a acumulação de peróxido de lípidos. Além disso, os ratinhos tratados com IFO em combinação com timoquinona apresentaram menos perda de peso corporal e mortalidade em comparação com o IFO isolado. Perda de peso corporal e mortalidade em comparação com a terapia única com IFO (Badary OA 1999).

El, D.M., Mady N.I, et al (2000) relataram a proteção do óleo *de N. sativa* contra a hepatotoxicidade induzida. Bartis M e Bucar F. (2000) testaram o óleo essencial para uma possível atividade antioxidante. A timoquinona e os componentes carvacrol, t-anethole e 4- terpineol demonstraram uma propriedade respeitável de atividade de eliminação. Estes quatro constituintes e o óleo essencial possuíam uma atividade antioxidante variável para átomos de hidrogénio não específicos ou atividade doadora de electrões. Foram também agentes eficazes de eliminação de radicais OH no ensaio de peroxidação lipídica não enzimática de lipossomas e no ensaio de degradação da desoxirribose. (Burits M e Bucar F. 2001). O tratamento de ratos com timoquinona suplementada com água potável durante 5 dias antes da DOX e, posteriormente, diariamente, reduziu significativamente a ureia sérica, os triglicéridos totais e o colesterol total. Da mesma forma, os triglicéridos, o colesterol total e os peróxidos lipídicos nos rins dos ratos tratados com timoquinona diminuíram significativamente em comparação com a DOX isolada. Além disso, o teor de sulfidrilo não proteico e a atividade da catalase nos rins do grupo tratado com timoquinona e DOX foram significativamente elevados em comparação com o grupo tratado apenas com DOX. O tratamento com timoquinona suprimiu significativamente a proteinúria induzida pela DOX, a albuminúria e a excreção urinária de N-acetil-B-D-glucosaminidase. Os resultados demonstram o elevado potencial antioxidante da timoquinona (Badary OA et al 2000). Nagi MN e Mansour NA (2000) também relataram o efeito protetor da Timoquinona contra a cardiotoxicidade induzida pela doxorrubicina em ratos. Examinaram também a ação protetora da timoquinona contra o radical anião superóxido gerado fotoquimicamente, bioquimicamente ou derivado de PMNs estimulados por ionóforo de cálcio (A23187). Os resultados indicam que a timoquinona é um potente eliminador de SO^{2-} , sendo o seu poder de eliminação tão eficaz como o da SOD contra o superóxido. Além disso, a timoquinona tem um efeito inibidor na peroxidação lipídica induzida por Fe3+/ascorbato utilizando homogenato de coração de rato. (Nagi MN, Mansour MA. 2000).

Mansour MA (2000) também relatou efeitos protectores da timoquinona contra a hepatotoxicidade do CCl4 em ratinhos, evidenciados por uma redução significativa dos níveis elevados de enzimas séricas, bem como uma diminuição significativa do teor de MDA hepático e um aumento significativo do teor de sulfidrilo total 24 horas após a administração de CCl4. Num ensaio in vitro separado, a timoquinona inibiu a peroxidação lipídica não enzimática do homogenato de fígado de ratinhos normais induzida por Fe3+/ascorbato de uma forma dependente da dose. Estes resultados indicam que a timoquinona é um agente citoprotector eficaz contra a hepatotoxicidade induzida pelo CCl4, possivelmente através da inibição da produção de radicais livres de oxigénio que causam a peroxidação lipídica (Mansour MA. 2000)

Kruk I. et al (2000) testaram os efeitos do timol, da timoquinona e da ditimoquinona nas reacções que geram espécies reactivas de oxigénio (ERO), tais como o radical anião superóxido O^{2-} , o radical hidroxilo OH- e o oxigénio singlete (IO2), utilizando métodos de quimioluminescência e espectrofotométricos. Todos os compostos testados actuaram como eliminadores de várias ERO.

Turkdogan MK et al (2001) investigaram o papel da *N. sativa* na prevenção da fibrose hepática induzida por CCl4 em coelhos. Verificou-se que os valores da superóxido dismutase no grupo tratado eram significativamente mais baixos do que os do controlo na 12ª semana de experiência. O exame histopatológico revelou que as lesões eram menores e apenas confinadas às regiões da zona média, sem necrose centrilobular e fibrose nos animais tratados com óleo de *N. sativa*, em comparação com o grupo de controlo, no qual se verificou necrose hepatocelular, degeneração e fibrose avançada. Turkdogan M.K., 2001). O tratamento de ratos com diferentes doses de timoquinona por via oral durante 5 dias sucessivos produziu uma redução significativa das actividades hepáticas de SOD, catalase e glutationa peroxidase. Além disso, a atividade da SOD cardíaca foi marcadamente inibida com as doses mais elevadas de timoquinona. Além disso, a timoquinona reduziu significativamente a peroxidação lipídica hepática e cardíaca em comparação com o respetivo grupo de controlo. Por outro lado, a timoquinona aumentou a atividade da DT-diaforase cardíaca e renal. Os parâmetros cinéticos para a redução da Timoquinona e do DHTQ indicaram que a DT-diaforase de diferentes tecidos podia reduzir eficazmente a Timoquinona a DHTQ. Os valores de K (m) e V (max) revelaram que a DT-diaforase hepática apresentava os valores mais elevados, enquanto os valores mais baixos estavam associados à DT-diaforase renal. A timoquinona e a DHTQ foram também testadas como sequestradores específicos de SO^{2-} (gerados bioquimicamente) ou como sequestradores gerais de radicais livres (gerados fotoquimicamente). Os resultados revelaram que a timoquinona e o DHTQ actuaram não só como sequestradores de SO^{2-} mas também como sequestradores gerais de radicais livres. (Mansour MA et al, 2002).

O pré-tratamento de ratos com uma dose oral de 100 mg/kg de timoquinona, durante 30 minutos e durante 1 semana, protegeu quase completamente contra a hiper-homocisteinemia induzida medida 5 h após a carga de metionina (100 mg/kg). Em condições semelhantes, o pré-tratamento com óleo comercial de sementes pretas (100 μ l/kg) durante 30 minutos e durante 1 semana produziu níveis de proteção significativos e fortes. Sob o estado de hiper-homocisteinemia induzida, verificaram-se aumentos significativos nos níveis plasmáticos de triglicéridos, peroxidação lipídica, colesterol e nas actividades da glutationa peroxidase e da superóxido dismutase. O estado antioxidante total, contudo, foi significativamente deprimido. Todos estes efeitos foram quase totalmente bloqueados por um tratamento prévio com timoquinona ou óleo de sementes pretas. Estes resultados podem contribuir para uma medida de proteção da utilização de sementes *de N. sativa* contra os impactos negativos da hiper-homocisteinemia. (El-Saleh S.C. et al, 2004)

Atividade antitumoral:

A atividade anticancerígena da *N. sativa* foi revelada pela primeira vez por El-Kadi e Kandil O. (1986), que observaram um aumento da atividade das células assassinas naturais de 200-300 % em doentes com cancro avançado que receberam um programa de imunoterapia multimodal em que *a N. sativa* era um dos componentes. Mais tarde, o efeito anticancerígeno da *N. sativa* foi investigado in vitro utilizando linhas de células cancerígenas e in vivo utilizando modelos animais (El-Kadi e Kandil, O 1986). A atividade citotóxica, avaliada clinicamente, foi atribuída ao óleo volátil obtido da semente preta. (Salomi NJ e Panikkar KK, 1989). Nair, S.C. et al (1991) relataram o efeito modulador dos extractos *de N. sativa* na toxicidade induzida pela cisplatina em ratos. Verificou-se que os princípios activos das sementes de *N. sativa* que contêm ácidos gordos inibem completamente o carcinoma de ascite de Ehrlich em ratos (Salomi NJ, Panikkar KK 1991).

Hassan e El-Dakhakhny (1992) referiram que este óleo possui um efeito protetor na carcinogénese induzida por produtos químicos e/ou retarda o processo carcinogénico. Salomi NJ et al (1992) estudaram o princípio ativo das sementes de *N. sativa* contendo certos ácidos gordos para actividades antitumorais. Estudos citotóxicos in vitro mostraram citotoxicidade para o carcinoma de ascite de Ehrlich (EAC). Ascite linfoma de Dalton e células de sarcoma-180 com pouca atividade contra linfócitos. O crescimento celular das células KB em cultura foi inibido pelo princípio ativo. Estudos de incorporação de timidina titulada indicaram a possível ação de um princípio ativo ao nível do ADN. O desenvolvimento do tumor EAC in vitro foi completamente inibido pelo princípio ativo na dose de 2mg/rato/dia x 10 dias. (Salomi, N. J., Nair S. C., et al, 1992). Hailat, N. et al (1995) relataram o efeito da *N. sativa* VO nos polipéptidos da leucemia das células T Jurkat.

Medenica R. et al (1997) relataram que os extractos de N. sativa inibem a progressão do cancro e das células endoteliais, diminuem a produção da proteína angiogénica - fator de crescimento fibroblástico (FGF) produzido pelas células tumorais e inibem o fator de crescimento das células endoteliais. *A N. sativa* suprimiu o FGF-2, presente no cancro da mama agressivo. Os autores estudaram células de cancro da mama, de cancro da próstata e de melanoma para detetar o crescimento de fibroblastos ácidos, que isolaram e suprimiram por NS. Demonstraram que os inibidores específicos da colagenase tipo 4, os inibidores gerais da metaloproteinase e os inibidores da serino-proteinase bloqueavam a invasão da matriz extracelular pelas células endoteliais. Estes inibidores bloquearam a invasão das células tumorais no mesmo ensaio. A NS foi comparada com estes factores e demonstrou ter a mesma ação. As células endoteliais em cultura foram revertidas para um estado não angiogénico quando o estímulo angiogénico é neutralizado por NS. Concluem que a atividade de NS bloqueou o crescimento do tumor e a disseminação em metástases e tem promessas notáveis para uso clínico. (Medenica R. et al (1997)

Badary O.A. et al (1997) referiram que a timoquinona melhorou consideravelmente a nefrotoxicidade induzida pela cisplatina em ratinhos e ratos.

Estudaram também a sua interação em ratinhos portadores de EAC. Os resultados revelaram que a timoquinona potenciava a atividade antitumoral da cisplatina e sugeriram que a timoquinona pode melhorar o índice terapêutico da cisplatina. (Badary OA et al 1997). El, M.M.M., Abdel G.A.M., et al (1997) relataram que o óleo de semente preta preveniu tumores cutâneos induzidos por 7,12-dimetilbenz (a) antraceno em ratos A timoquinona e a ditimoquinona foram testadas in vitro em várias linhas de células tumorais humanas parentais e resistentes a múltiplos fármacos (MDR) e ambas foram consideradas citotóxicas para todas as linhas de células testadas. Tanto as linhas celulares parentais como as suas variantes MDR correspondentes, mais de 10 vezes mais resistentes à DOX e ao etoposido, em comparação com os respectivos controlos parentais, foram igualmente sensíveis à timoquinona e à ditimoquinona. A inclusão do modulador competitivo de MDR quinina no ensaio não teve qualquer efeito sobre a citotoxicidade da timoquinona ou da ditimoquinona. Nem a timoquinona nem a ditimoquinona alteraram significativamente a acumulação celular do substrato da glicoproteína P 3H-taxol devido à quinina na célula MDR DX-5. A inclusão de 1,5%v/v do eliminador de radicais DMSO não reduziu a citotoxicidade da timoquinona ou da ditimoquinona. Os autores sugeriram que a timoquinona e a ditimoquinona, que são citotóxicas para vários tipos de células tumorais humanas, podem não ser substratos de MDR e que a geração de radicais pode não ser crítica para a sua atividade citotóxica. (Worthern, D. R., Ghosheh O. A., et al, 1998).

Al-Shabanah OA. Et al (1998) referiram que a timoquinona melhorou a cardiotoxicidade induzida pela DOX em ratinhos. Não alterou os níveis de DOX no plasma e no coração, conforme monitorizado por análise fluorométrica. Num estudo in vitro sobre o tumor EAC do rato, foi possível demonstrar que a timoquinona não interfere com a atividade antitumoral da DOX. (Al- Shabanah OA et al 1998) A administração de 0,01% de timoquinona na água potável uma semana antes, durante e após a indução de tumores do estômago por benzo (a)pireno (BP) em ratinhos albinos suíços fêmeas, foi comparada com o grupo que recebeu apenas BP. Os ratos tratados com timoquinona juntamente com BP apresentaram níveis quase normais de peróxidos hepáticos e GSH, e actividades enzimáticas hepáticas normais em comparação com o grupo de controlo (Badary OA et al 1999). A administração de timoquinona na água de beber de ratos melhorou a gravidade dos danos renais induzidos pela ifosfamida. Em ratos portadores de xenoenxerto de EAC, a água potável administrada com timoquinona aumentou significativamente o efeito antitumoral da ifosfamida. Além disso, os ratinhos tratados com ifosfamida em combinação com timoquinona apresentaram menor perda de peso corporal e taxa de mortalidade em comparação com a terapia única com ifosfamida. Estas observações demonstram que a timoquinona pode melhorar a eficácia terapêutica da ifosfamida, diminuindo a nefrotoxicidade induzida pela ifosfamida e melhorando a sua atividade antitumoral (Badary OA 1999) O rastreio citotóxico in vitro de extractos de sementes *de N. sativa* indicaram citotoxicidade na fração de acetato de etilo contra diferentes classes de linhas de células cancerígenas, P388, Molt 4, Wehi 164, 22/2, HepG2, SW620 e J82, conforme medido pelo ensaio de brometo de 3-(4,5-dimetiltiozol-2-il)-2,5-difeniltetrazólio (MTT).

A citotoxicidade induzida pela timoquinona foi investigada utilizando linhas de células de osteossarcoma canino (COS31), a sua variante resistente à cisplatina (COS31/rCDDP), adenocarcinoma da mama humano (MCF7), adenocarcinoma do ovário humano (BG-1) e Madin-Darby canine (MDCK) utilizando um ensaio de proliferação (ensaio MTT) e ensaios de apoptose. Os efeitos da timoquinona no ciclo celular foram determinados por citometria de fluxo. As células COS31/rCDDP resistentes foram a linha celular mais sensível à timoquinona e as células MDCK foram as menos sensíveis. A timoquinona (25 μM) induziu a apoptose das células COS31 6 h após o tratamento e diminuiu o número de células COS31 na fase S e aumentou as células na fase G1, indicando a paragem do ciclo celular em G1. Estes resultados sugerem que a timoquinona mata as células cancerosas através de um processo que envolve apoptose e paragem do ciclo celular. As células não cancerosas são relativamente resistentes à timoquinona. (Shoieb AM et al 2003) Os efeitos quimiopreventivos do óleo *de Nigella sativa* administrado por via oral na indução e desenvolvimento de focos de criptas aberrantes (ACF) induzidos por 1,2-dimetilhidrazina, lesões pré-neoplásicas putativas do cancro do cólon, foram investigados em ratos Fischer 344. Os resultados demonstraram que o óleo volátil de *N. sativa* tem a capacidade de inibir a carcinogénese do cólon de ratos na fase pós-inicial, sem efeitos secundários adversos evidentes, e que a inibição pode estar associada, em parte, à supressão da proliferação celular na mucosa do cólon. (Salim EI e Fukushima S., 2003).

(Farah IO e Begum RA, 2003) expuseram células de cancro da mama MCF-7 a extractos aquosos e alcoólicos e em combinação com H2O2 como stressor oxidativo. A medição da sobrevivência das células sob várias concentrações e combinações foi efectuada utilizando técnicas normalizadas de cultura de células, protocolos de exposição em placas de 96 poços e espetroscopia de fluorescência. Após o crescimento celular até 90% de confluência, procedeu-se à exposição a extractos de água (WE) e etanol (AE) de *N. sativa* e a H2O2. Verificou-se que *a N. sativa* sozinha ou em combinação com o stress oxidativo era eficaz in vitro na inativação de células de cancro da mama MCF-7 (Farah IO e Begum RA, 2003). Uma decocção composta por sementes *de Nigella sativa*, raiz de Hemidesmus indicus e rizoma de Smilax glabra é utilizada para tratar doentes com cancro no Sri Lanka. Os efeitos desta decocção na hepatocarcinogénese induzida pela dietil-nitrosamina (DEN) foram examinados em ratos Wistar machos utilizando o sistema de bioensaio a médio prazo de Ito, baseado num modelo de hepatocarcinogénese em duas fases, injetado com DEN (200 mg/kg) para iniciar a carcinogénese. Vinte e quatro horas depois, foi administrada aos grupos 1 e 2 a decocção a 4 g/kg de peso corporal/dia (dose 1) e 6 g/kg de peso corporal/dia (dose 2), respetivamente. Os resultados indicam que a decocção composta por *N. sativa*, S. glabra e H. indicus tem o potencial de proteger o fígado de ratos contra a hepatocarcinogénese induzida por DEN. (Iddamaldeniya SS. et al, 2003).

(Islam SN. et al, 2004) testou a citotoxicidade do óleo volátil *de N. sativa* num painel de cinco linhas de células cancerígenas humanas e numa linha de fibroblastos. O ensaio MTT foi utilizado para estimar a mortalidade celular. O sulfato de vinblastina e a mitomicina C foram utilizados como controlo positivo. Os valores de LC (50) para o óleo volátil *de N. sativa* foram 155,02 +/- 10,4, 185,77 +/2,9, 120,40 +/- 20,5, 384,53 +/- 12,1 e 286,83 +/- 23,3 µg/ml respetivamente contra as linhas de cancro SCL, SCL-6, SCL-37'6, NUGC-4 e a linha de fibroblastos 3T6. Os resultados indicam que o óleo volátil *de N. sativa* pode ser considerado como um potencial agente citotóxico.

Gali-Muhtasib H. et al (2004) investigaram os efeitos da timoquinona contra as células cancerosas do cólon humano HCT-116 e tentaram identificar os seus potenciais mecanismos moleculares de ação. Relataram que a timoquinona inibe o crescimento de células cancerígenas do cólon, o que foi correlacionado com a paragem da fase G1 do ciclo celular. Além disso, a coloração TUNEL e a análise por citometria de fluxo indicam que a timoquinona desencadeia a apoptose de uma forma dependente da dose e do tempo, associada a um aumento de 2,5-4,5 vezes na expressão do ARNm do p53 e do gene alvo do p53 a jusante, p21WAF1. Simultaneamente, verificaram um aumento acentuado dos níveis de proteína p53 e p21WAF1, mas uma inibição significativa da proteína anti-apoptótica Bcl-2. Os resultados indicam que a timoquinona é antineoplásica e pró-apoptótica contra a linha celular de cancro do cólon HCT116. Os efeitos apoptóticos da timoquinona são modulados pela proteína Bcl-2 e estão ligados e dependentes da p53.

Atividade antifúngica:

R. Agarwal et al (1997) analisaram a ação antifúngica do óleo essencial *de N. sativa* utilizando o "Método de difusão em disco de papel de filtro". O crescimento de fungos foi verificado mesmo em diluições de 1:100. A atividade foi comparável à da Hamicina e do Resorcinol, particularmente contra as espécies de Aspergillus em investigação, Microsporium gypsium e Curvalaria lunata (Agarwal R et al 1979). Islam, S.K.N. et al (1989) também relataram a ação antifúngica dos óleos de *N. sativa*.

Os discos contendo o extrato de éter dietílico de *N. sativa* causaram zonas de inibição em placas inoculadas com Candida albicans. O diâmetro da zona de inibição foi proporcional ao logaritmo do conteúdo do medicamento no disco (Hanafy, M. S. M. e Hatem M. E., 1991). F.Mouhajir (1999) relatou que o extrato metanólico de sementes *de N. sativa* é inativo contra Candida albicans e Trichophyton mentagrophytes. As sementes também mostraram uma atividade antimicrobiana potente contra Sacchromyces cervisiae (ATCC9763) (De M et al 1999). (Khan MA et al, 2003) usando um inóculo intravenoso de Candida albicans produziu colónias do organismo no fígado, baço e rins. O tratamento de ratos com o extrato da planta (6,6 mL/kg uma vez por dia durante 3 dias) 24 h após a inoculação causou um efeito inibidor considerável no crescimento do organismo em todos os órgãos estudados. Foi observada uma diminuição de 5 vezes de Candida nos rins, 8 vezes no fígado e 11 vezes no baço. O exame histopatológico dos respectivos órgãos confirmou estes resultados.

Atividade anti-helmíntica:

A atividade anti-helmíntica do óleo essencial foi investigada utilizando vermes da terra, ténias, ancilóstomos e vermes nodulares. Verificou-se que o óleo essencial tem uma atividade quase boa contra minhocas e vermes de fita. A atividade contra os ancilóstomos e as tênias foi comparável à do hexilresorcinol. (Agarwal R et al 1979). O efeito antiestodal das sementes de *N. sativa* foi estudado em crianças infectadas naturalmente com vermes. As actividades foram avaliadas com base em reduções percentuais nas contagens de ovos fecais por grama (EPG). A administração oral única de 40 mg/kg de *N. sativa*, quantidade equivalente do seu extrato etanólico e 50mg/kg de niclosamida reduziu a percentagem de contagens de EPG não significativamente diferentes entre si nos dias 7 e 15 (Akhtar MS, Riffat S 1991). O extrato metanólico de *N. sativa* (1ml/kg) e o pó (200 mg/kg) mostraram uma eficácia elevada, comparável à do Hapadex (netobimin, 20 mg/kg), contra a fascíola dos ruminantes (Paramphistomum) em ovinos (Korshom M et al 1998). Mahmoud M.R. et al (2002) demonstraram o efeito protetor do óleo *de N. sativa* contra danos no fígado induzidos pela infeção por Schictosoma mansoni em ratos.

Atividade antiviral:

A administração intra-peritoneal de óleo *de N. sativa* inibiu o título do vírus no baço e no fígado de ratinhos infectados com citomegalovírus murino. Esta ação foi possivelmente mediada pelo aumento da imunidade inata, aumentando o número e a função de M e phi, bem como a produção de IFN-g (Salem, M. L. e Hossain M S, 2000).

Atividade antibacteriana:

Topozada et al (1965) relataram a atividade antibacteriana da fração fenólica de sementes de *N. sativa*. Toama Mohamed A. et al, (1974) isolaram a timohidroquinona do óleo volátil das sementes de *N. sativa* e descobriram que tem um elevado efeito antimicrobiano contra bactérias grampositivas. El-Fatatry HM (1975) também isolou a timohidroquinona do óleo volátil de *N. sativa* e verificou que tem um elevado efeito antimicrobiano contra microrganismos gram-positivos. O óleo essencial foi isolado das sementes por hidrodestilação e testado in vitro no estado puro e em várias diluições contra microrganismos utilizando o "método de difusão em disco de papel de filtro". O óleo exibiu em geral uma boa atividade antibacteriana mesmo em diluições elevadas. (1:100). O óleo essencial foi mais eficaz contra as bactérias gram+ve do que contra as gram-ve. A atividade foi considerada melhor contra Bacillus pumilus, *S. aureus*, *Staph. lutea* e *Vibrio cholerae* (Agarwal R et al, 1979). Foi relatado que os extractos metanólicos de sementes de *N. sativa* impedem a adesão de células viáveis de *Streptococcus mutans* a superfícies lisas. Por conseguinte, sugere-se que esta planta pode ser útil na prevenção de placas dentárias e cáries (Namba, T., Tsunezuka M., et al, 1985). Saxena, A.P. e Vyas K.M. (1986) mostraram que os extractos de sementes inibem o crescimento de *E. coli, Bacillus subtilis* e *Streptococcus faecalis*. Hasan, C.M. et al (1989) também relataram a atividade antibacteriana das sementes de *N. sativa*. Akgul, A. (1989) relatou a atividade antimicrobiana do óleo essencial.

Os discos de papel de filtro impregnados com o extrato de éter dietílico de sementes de *N. sativa* (25-400ug/disco) causaram uma inibição dependente da concentração de bactérias gram+ve representadas por *S. aureus* e bactérias gram-ve representadas por *Pseudomonas aeruginosa* e *E. coli* (mas não *Salmonella typhimurium*). Os dados sugerem que a ação antibacteriana do extrato pode ser mais pronunciada nas bactérias gm+ do que nas bactérias gm-ve. O extrato mostrou um sinergismo antibacteriano com a estreptomicina e a gentamicina e mostrou uma ação antibacteriana aditiva com a espectinomicina, a eritromicina, a tobramicina, a doxicilina, o cloranfenicol, o ácido nalidíxico, a ampicilina, a lincomicina e a combinação sulfametoxizol-trimetoprim. O extrato erradicou com sucesso uma infeção subcutânea não fatal por Staphylococcus em ratos quando injetado no local da infeção (Hanafy, M. S. M. e Hatem M. E., 1991). Num estudo realizado por Ferdous AJ et al (1992) sobre o tratamento da disenteria, o óleo essencial de *N. sativa* demonstrou ser eficaz contra estirpes de *Shigella dysenteriae* resistentes a múltiplos medicamentos e isolados de *Vibrio cholerae* e *E. coli*. O óleo mostrou uma atividade antibacteriana promissora contra todas as estirpes bacterianas testadas, exceto uma estirpe de Shigella dysenteriae (estirpe 1548) (Ferdous AJ et al 1992). Hussain, H e Tobji R.S. (1997) relataram propriedades antibacterianas da *N. sativa* da Líbia. El, Kamali H.H, Ahmed A.H., et al (1998) também registaram propriedades antibacterianas do óleo essencial.

O óleo volátil das sementes de *Nigella sativa* mostrou uma atividade anti-Shigella proeminente in vitro contra oito estirpes de Shigella flexneri resistentes a múltiplos medicamentos. A atividade anti-Shigella foi observada contra a estirpe *Shigella flexneri* Y SH-4 no soro de macacos após 45-60 minutos de administração oral do óleo. Apresentou uma atividade anti-Shigella promissora in vivo contra a mesma estirpe quando testada em modelos de macacos com shigelose experimental, curando completamente os macacos infectados em 3 dias. Os esfregaços rectais dos grupos experimentais ficaram livres do organismo de desafio no terceiro dia de tratamento com o óleo (Chowdhury A. K. Azad et al, 1998).

Mouhajir F. et al (1999) investigaram a atividade antibiótica do extrato metanólico utilizando o ensaio de disco-difusão contra nove estirpes de bactérias. O extrato de sementes foi ativo contra *Bacillus subtilis, Klebsiella pneumoniae, Mycobacterium phlei* e *S. aureus* sensível e resistente à meticilina. Foi inativo contra *Enterococcus faecalis*, *P. aeruginosa* e E. coli. (Mouhajir, F., Pedersen J. A. et al, 1999). De Minakshi, Krishna De A e Banerjee AB (1999) relataram que o extrato etanólico de cominho preto tem actividades antimicrobianas potentes contra os organismos de teste *Bacillus subtilis* (ATCC 6633) e *E. coli* (ATCC 10536). Num estudo realizado por Atalay Sokmen et al (1999a), o extrato metanólico derivado da extração Soxhlet e o extrato de éter dietílico de sementes moídas de *N. sativa* extraído utilizando o método descrito por Hanafy e Hatem (1991) não mostrou atividade antibacteriana contra *Staphylococcus aureus, Bacillus cereus, Branhamella catarrhalis, Escherichia coli* e *Clostridium perfringens*' obtidos e identificados a partir de espécimes clínicos (Atalay Sokmen et al, 1999a).

A porção solúvel em clorofórmio do extrato metanólico da cultura de calos de *N. sativa* mostrou atividade antibacteriana contra *Branhamella catarrhalis*. O extrato metanólico derivado da extração de Soxhlet da cultura de calos de *N. sativa* e o extrato de éter dietílico da cultura de calos de *N. sativa* não mostraram atividade antibacteriana contra *Staphylococcus aureus, Bacillus cereus, Escherichia coli* e *Clostridium perfringens*. O extrato de éter dietílico e a porção solúvel em clorofórmio do extrato metanólico da cultura de células de *N. sativa* apresentaram atividade antibacteriana contra *Staphylococcus aureus*. O extrato metanólico derivado da extração de Soxhlet da cultura de células *de N. sativa* e o extrato de éter dietílico da cultura de células de *N. sativa* não mostraram atividade antibacteriana contra *Bacillus cereus, Escherichia coli* e *Clostridium perfringens* (Atalay Sokmen et al, 1999b). Verificou-se que o óleo essencial de cominho preto e o extrato etanólico aplicados numa base de marinada teriyaki a trutas cruas reduziram as contagens de placas aeróbias e de coliformes em >log 3,0 ufc/g. (Elgayyar e Draughon, 1999). Halwani, R et al (1999) também comunicaram a propriedade antibacteriana do óleo bruto *de N. sativa*, da timoquinona e do ácido linoleico contra a estirpe *de S. aureus* sensível à meticilina (ATCC 25923), bem como a estirpe resistente à meticilina (ATCC 43300). A timoquinona e o ácido linoleico, quando testados em combinação, tiveram um efeito sinérgico. As concentrações inibitórias e bactericidas mínimas dos dois compostos foram determinadas e demonstraram ser alcançadas no plasma de ratinhos aparentemente saudáveis, mas eram tóxicas para ratinhos infectados com LD 50 de *S. aureus*. No entanto, o óleo bruto contendo a mesma quantidade de timoquinona não pareceu ser letal para ratinhos saudáveis ou infectados. A utilização tópica do óleo e de qualquer um dos dois compostos na infeção induzida por *S. aureus* em ratinhos pareceu ser benéfica. Os autores também demonstraram a utilização de timoquinona e ácido linoleico no meio Muellar-Hinton para inibir seletivamente o crescimento de bactérias gram -ve. (Halwani, R et al, 1999)

O óleo fixo das sementes teve um maior efeito no crescimento de estirpes bacterianas isoladas do que o óleo volátil. O óleo fixo exerceu uma maior atividade antibacteriana contra bactérias gm+ve como *S. aureus* e B. cerus do que contra bactérias gm-ve (Farrag HA et al 2000). Morsi NM (2000) investigou a eficácia antimicrobiana de diferentes extractos brutos de *N. sativa* contra diferentes isolados bacterianos que apresentavam resistência múltipla aos antibióticos. Os extractos brutos mostraram um efeito promissor contra alguns dos organismos testados. Os extractos mais eficazes foram o alcaloide bruto e os extractos de água. Os isolados gm-ve foram mais afectados do que os gm+ve. (Morsi, N. M., 2000). *A N. sativa* é utilizada pelos curandeiros tradicionais do Iémen para tratar doenças infecciosas. O seu extrato etanólico foi analisado quanto à atividade antibacteriana contra bactérias Gram-positivas e Gram-negativas. O extrato etanólico foi dividido entre acetato de etilo e água. Os autores observaram os seguintes efeitos: O extrato de etanol mostrou zonas de inibição de 5 mm contra *Staphylococcus aureus* e *Enterococcus faecalis*. O extrato de acetato de etilo mostrou uma zona de inibição de 3 mm contra *S. aureus* (Ali N Awadh et al, 2001). O óleo volátil obtido do extrato bruto mostrou conter pelo menos três compostos distintos, timoquinona, p-cimeno e fN-pineno, como confirmado por GC/MS e espetroscopia NMR. A timoquinona exibiu uma inibição notável do crescimento de várias estirpes de bactérias. O IC50 e a Concentração Inibitória Mínima (CIM) para a timoquinona foram encontrados para ser 1,31 μg/mL e 3,6 μg/mL, respetivamente, quando testados contra *S. aureus*. Verificou-se também que a timoquinona inibe significativamente a síntese de proteínas e RNA em *S. aureus*. (Kahsai, Alem Welderufael , 2002)

Capítulo 3

Materiais e métodos

1. Aquisição de sementes de *Nigella sativa*

As sementes de *N. sativa* (Kalonji) foram adquiridas num comerciante local em Aligarh. Foram autenticadas por um farmacognocista, Departamento de Ilmul advia, A.K. Tibbiya College, A.M.U., Aligarh, pelas suas propriedades macroscópicas e microscópicas. Todo o lote de sementes utilizado no estudo foi comprado num só lote e mantido no frigorífico a 8^0 C.

2. Preparação dos extractos

(a) <u>Por extração de Soxhlet:</u> Foram preparados três tipos de extractos

- Extrato metanólico - com metanol (B.P. 50^0 C)
- Extrato etéreo - com éter dietílico (B.P. 45^0 C)
- Extrato aquoso - utilizando água destilada (B.P. 100^0 C)

Trituraram-se 50 g de sementes e extraíram-se com 150 ml dos respectivos solventes num aparelho de Soxhlet, aquecendo no ponto de ebulição até desaparecer.

O rendimento foi calculado da seguinte forma % de rendimento = (peso do extrato em gms. /50) x 100

(b) <u>Por imersão das sementes:</u> Foram preparados três tipos de extractos

- Extrato metanólico - com metanol
- Extrato etéreo - com éter dietílico
- Extrato aquoso - utilizando água destilada esterilizada

As sementes foram lavadas cuidadosamente com água, para remover o pó e as impurezas, e secas ao ar. Foram trituradas até se tornarem pó fino e 150 mg de sementes trituradas foram embebidas em 150 ml do respetivo solvente num frasco esterilizado e mantidas durante 7 dias à temperatura ambiente, com agitação com uma vareta esterilizada duas vezes por dia. Em seguida, filtrou-se com papel de filtro esterilizado sob lâmpada UV. O filtrado foi mantido numa placa de Petri à temperatura ambiente durante 3 dias para permitir a evaporação do solvente. Os extractos assim preparados foram transferidos em alíquotas de 1 ml cada para frascos estéreis e armazenados a -20^0 C.

Óleo de *Nigella sativa*

O óleo *de Nigella sativa* (óleo Kalonji, Mohammedia products, Red Hills, Nampally, Hyderabad) foi adquirido no mercado local de Aligarh. De acordo com as informações do fabricante, foi preparado por destilação a vapor em Hyderabad, A.P., Índia.

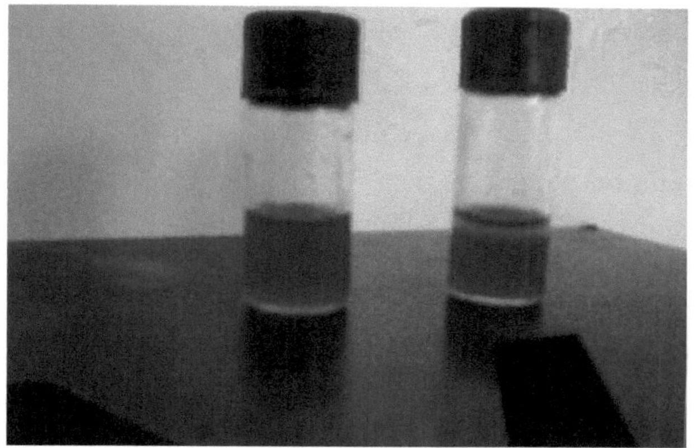

Figura 3 Óleo de *Nigella sativa*

Preparação de discos de papel de filtro impregnados com fármacos:

Para o efeito, utilizou-se o método de Morley D.C. (1945), com ligeiras modificações. A folha de papel de filtro Whatman n.º 1 foi cortada em discos de 6 mm utilizando um furador com um diâmetro interno de 6 mm. Os discos foram depois esterilizados. Foram preparadas diluições em série do extrato aquoso em água destilada, de modo a que 1 ml contivesse 100 vezes a quantidade de extrato necessária por disco. Assim, 400 mg de extrato aquoso foram dissolvidos em 10 ml de água destilada. Pipetou-se 1 ml desta solução para 100 discos colocados numa placa de Petri e agitou-se suavemente a placa de Petri para uma distribuição uniforme da solução. Assim, foi alcançada uma concentração de 400-µg/ disco. Este foi mantido na incubadora durante a noite a 37^0 C para secagem. A solução foi diluída em série e os discos de concentração 200, 100, 50 e 25 iig/clisc foram preparados de forma semelhante. Da mesma forma, foram preparados discos impregnados com extractos etéreos nas mesmas concentrações, utilizando éter dietílico como diluente.

Os extractos metanólicos e o óleo foram diluídos com metanol e etilenoglicol, respetivamente, até à diluição de 1:200. Durante o teste de sensibilidade, uma gota de óleo ou de extrato metanólico, puro ou diluído, foi mantida num disco de papel de filtro, colocado numa placa de ágar Muellar Hinton inoculada com bactérias, utilizando uma ansa estéril de 2 mm de diâmetro.

Preparação de placas de ágar:

O ágar Muellar Hinton foi obtido da HiMedia Laboratories Limited, Bombaim, e as placas de ágar foram preparadas de acordo com as especificações do fabricante. Resumidamente, o pó que contém infusão desidratada de carne de bovino - 300 g, digestão ácida de caseína - 17,5 g, amido de milho - 1,5 g, ágar - 17 g é misturado com água destilada para perfazer um volume de 1 litro a 45-50^0 C, utilizando uma técnica asséptica. Distribuir 25 ml deste volume em placas de cultura de plástico com um diâmetro interno de 9 cm para obter uma profundidade uniforme de 4 mm de ágar e deixar solidificar à temperatura ambiente. Para testar os *estreptococos,* o ágar foi suplementado com 5% de sangue de carneiro estéril e desfibrinado. Se, antes da utilização, houvesse humidade na superfície do ágar, as placas eram colocadas na incubadora a 35^0 C, com as tampas ligeiramente abertas durante 30 minutos, para permitir a evaporação da humidade superficial.

Inoculação de placas:

Para o efeito, utilizou-se o método modificado de Victor Lorian, M.D. e Editor, (1996). Selecionam-se quatro a cinco colónias bem isoladas do mesmo tipo da placa de ágar de cultura, tocam-se no topo com uma ansa e transferem-se para um tubo contendo 5 ml de caldo nutriente. Incuba-se a 35^0 C durante 2 a 8 horas para obter uma suspensão turva equivalente a 0,5 McFarland padrão (tubos de sulfato de bário McFarland n.º 0,5). A suspensão foi bem misturada e 2 ml da mesma foram transferidos para a placa de ágar Muellar Hinton e distribuídos suavemente sobre a superfície do meio com uma ligeira agitação. O excesso de líquido foi retirado da placa e esta foi mantida numa incubadora a 37^0 C durante 30 minutos para secagem antes da aplicação dos discos.

Testes de suscetibilidade em disco:

Para o efeito, utilizou-se o método de Bauer, Kirby et al, (1966). Os discos impregnados com o medicamento foram colocados na superfície de placas de ágar inoculadas com a ajuda de um dispensador estéril e pressionados com uma ligeira pressão para assegurar um contacto completo. Para testar o extrato aquoso ou etéreo, foram utilizados discos com a concentração necessária. Para testar o extrato metanólico ou o óleo, foram primeiro colocados discos de papel de filtro simples em placas de ágar inoculadas e, em seguida, uma gota de extrato metanólico ou de óleo ou de solução contendo a diluição do mesmo foi colocada no disco com a ajuda de uma ansa estéril de 2 mm de diâmetro. Para o teste de sensibilidade com antibióticos padrão, foram utilizados discos comerciais de teste de suscetibilidade antimicrobiana obtidos de HiMedia Laboratories Limited, Bombaim. Os discos foram dispostos a uma distância de, pelo menos, 10-15 mm do bordo da placa e afastados uns dos outros por uma distância de, pelo menos, 15-20 mm. Em seguida, são mantidos numa incubadora a 37^0 C durante 18 horas. Foi assegurado o crescimento confluente das colónias na placa de ágar. Se a zona de inibição apresentasse um bordo espesso, era rejeitada e a experiência era repetida com um inóculo mais leve. Se fossem observadas colónias separadas, a placa era também rejeitada e a experiência repetida com um inóculo mais pesado. Os diâmetros das zonas de inibição foram medidos com uma régua, com uma aproximação de milímetros. A zona a medir foi considerada como o bordo mais exterior da zona que apresenta uma zona homogénea e completa de ausência de crescimento.

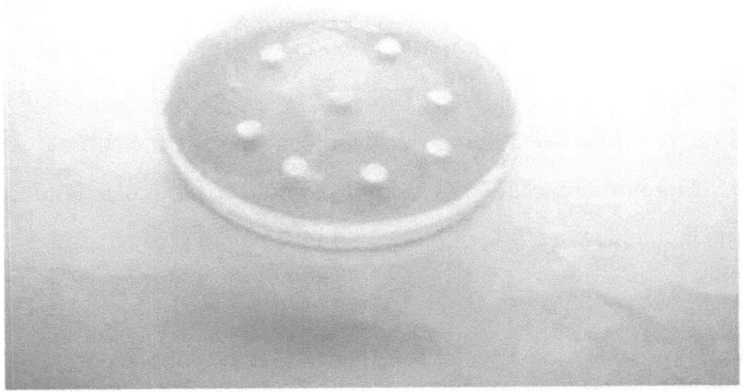

Figura 4 Teste de sensibilidade com zonas de inibição

O óleo *de N. sativa* (Mohammedia Products, Hyderabad) e todos os extractos acima referidos foram testados em diferentes diluições contra as seguintes bactérias padrão

- Oxford *S. aureus* (NCTC 6571)
- *S. aureus* (ATCC 25923)
- *Escherichia coli* (NCTC 10418)
- *Escherichia. coli* (ATCC25922)
- *P. aeruginosa* (ATCC 27853)
- *P. aeruginosa (NCTC 10662)*

Todas as experiências foram repetidas em triplicado. A ampicilina (10 µg/disco), a amoxicilina (10 µg/disco) e/ou a eritromicina (15 µg/disco), obtidas da HiMedia Laboratories Limited, Bhaveshwar Plaza, LBS Marg, Mumbai, Índia, foram mantidas como padrão. Um disco embebido no respetivo diluente também foi mantido como controlo negativo.

Os extractos etéreos e os extractos etéreos preparados por Soxhlet ou pelo método de imersão mostraram uma inibição fraca, variável e não reprodutível contra as bactérias padrão. Por conseguinte, não foram testados em isolados clínicos. Uma vez que o extrato metanólico derivado do método de imersão mostrou uma atividade mais pronunciada em comparação com o extrato metanólico derivado de Soxhlet, foi utilizado para estudos adicionais em isolados clínicos. O óleo *de N. sativa* também mostrou uma atividade antibacteriana pronunciada contra estirpes padrão e foi estudado mais aprofundadamente em isolados clínicos.

Foram isoladas estirpes de diferentes bactérias a partir de pus, sangue, esfregaço conjuntival, esfregaço cervical, urina, secreção auricular, LCR, etc. de vários doentes atendidos no J. N. Medical College Hospital, Aligarh, e identificadas por técnicas microbiológicas padrão (quadros 1a e 1b).

Tabela 1a Isolados clínicos testados (bactérias gram positivas).

S. no.	Bacteria	source	No. of strains
1	*S. aureus*	Pus	28
		Blood	8
		Cervical swab	8
		Conjunctival swab	6
		Ear	2
		Semen	1
		CSF	1
		Total	54
2	*Staph. Epidermidis*	Blood	9
		Pus	4
		Total	13
3	Other coagulase negative *Staphylococci*	Pus	13
		Urine	3
		Conjunctival swab	2
		Total	18
4	*Enterococcus faecalis*	Urine	2
		Pus	1
		Total	3
5	*Streptococcus agalactae*	Pus	3
		Total	3
6	Streptococcus pyogenes	Sputum	1
		Total	1
7	*Bacillus subtilis*	Local isolate	1

Quadro 1b Isolados clínicos testados (bactérias gram-negativas)

S. no.	Bacteria	Source	No. of strains
1	*Acinetobacter baumannii*	Pus	3
		CSF	1
		Total	4
2	*Citrobacter fecundii*	Pus	2
		Ear	1
		Total	3
3	*Escherichia coli*	Urine	7
		Pus	4
		Total	11
4	*Klebsiella pneumoniae*	Pus	4
		Blood	3
		Ear	2
		Skin	1
		Total	10
5	*Proteus mirabilis*	Pus	3
		Total	3
6	*Proteus vulgaris*	Pus	2
		Total	2
7	*Pseudomonas aeruginosa*	Pus	16
		Blood	4
		Cervical swab	1
		Ear	1
		Total	22
8	*Vibrio cholerae*	stool	2
		Total	2
9	*Salmonella typhi*	Local isolate	1
10	*Shigella bodyii*	Local isolate	1

As concentrações dos discos de teste de sensibilidade antimicrobiana utilizados e a interpretação dos tamanhos das zonas de inibição estavam em conformidade com as normas de desempenho para os testes de suscetibilidade antimicrobiana em disco, NCCLS (2002) e são apresentadas no Quadro 2

Tabela 2 Gráfico interpretativo do tamanho da zona (nos casos em que não é indicado o nome da bactéria, as zonas são aplicáveis a todas as estirpes testadas).

S. no.	Antimicrobial	Disc Content	Bacteria	Diameter of zone of inhibition (mm)		
				Resistant (mm or less)	Intermediate (mm)	Sensitive (mm or more)
1	Amikacin	30 mcg		14	15-16	17
2	Ampicillin	10 mcg	Enterobacteriaceae	13	14-16	17
			Staphylococci	28	-	29
			Streptococci	18	19- 25	26
3	Azithromycin	15 mcg		13	14-17	18
4	Cefaclor	30 mcg		14	15-17	18
5	Cefoperazone	75 mcg		15	16-20	21
6	Ceftazidime	30 mcg		14	15-17	18
7	Ceftriaxone	30 mcg	Streptococci	24	25-26	27
			Others	13	14-20	21
8	Cephotaxime	30 mcg	Streptococci	25	26-27	28
			Others	14	15-22	23
9	Chloramphenicol	30 mcg	Streptococci	17	18-20	21
			Others	12	13-17	18
10	Ciprofloxacin	5 mcg		15	16-20	21
11	Cotrimoxazole (Trimethoprim/ sulphamethoxazole)	1.25/ 23.75 mcg		10	11-15	16
12	Erythromycin	15 mcg	Staphylococci	13	14-22	23
			Streptococci	15	16-20	21
13	Gentamicin	10 mcg		12	13-14	15
14	Imipenem	10 mcg		13	14-15	16
15	Methicillin	5 mcg		9	10-13	14
16	Nalidixic Acid	30 mcg		13	14-18	19
17	Ofloxacin	5 mcg	Streptococci	12	13-15	16
			Others	12	13-15	16
18	Piperacillin	100 mcg	Ps. aeruginosa	17	-	18
19	Piperacillin/ Tazobactam	100/10 mcg	Staphylococci	17	-	18
20	Sparfloxacin	5 mcg		15	16-18	19
21	Tetracycline	30 mcg	Streptococci	18	19-22	23
			Others	14	15-18	19
22	Tobramycin	10 mcg		12	13-14	15
23	Vancomycin	30 mcg	Staphylococci	-	-	15

Capítulo 4

Observações e resultados

As sementes de *N. sativa*, quando submetidas a extração Soxhlet, deram rendimentos diferentes com solventes diferentes. O rendimento foi mais elevado com metanol (32,5%), seguido de água (27%) e éter (16,7%). Os rendimentos foram reduzidos para 28-31% dos valores acima quando a extração foi feita pelo método de imersão com os respectivos solventes (Quadro 3). O extrato metanólico era um líquido castanho-avermelhado, de natureza oleosa, ao passo que o extrato etéreo era um semi-sólido castanho-avermelhado, de natureza oleosa. O extrato aquoso era um sólido preto acastanhado, de natureza gordurosa.

Tabela -3 Valores de extração (%) de N.sativa em diferentes solventes.

Extraction method	Methanolic extract	Ether extract	Aqueous extact
Soxhlet Sx	32.5	16.7	27.0
Soaking Sk	9.1	5.2	7.6
(Sk/Sx) x 100	28	31	28

Atividade antimicrobiana da *Nigella sativa* contra estirpes padrão de bactérias

Efeito do extrato metanólico de *N. sativa* contra estirpes padrão

O extrato metanólico obtido pelo método Soxhlet (MSx), quando testado em concentrações variáveis (1:1 a 1:100), mostrou atividade antibacteriana dependente da dose contra todas as estirpes padrão de bactérias, [Oxford *Staphylococcus aureus* (NCTC 6571), *S. aureus* (ATCC 25923), *Escherichia coli* (NCTC 10418), *Escherichia coli* (ATCC 25922), *Pseudomonas aeruginosa* (ATCC 27853), *P. aeruginosa* (NCTC 10662)], como ficou evidente pelas zonas de inibição (Tabela-4). A inibição foi máxima contra *S. aureus* (Oxford NCTC 6571, ATCC 25923) seguida por *P. aeruginosa* (ATCC 27853, NCTC 10662) e *E. coli* (NCTC 10418, ATCC 25922). A inibição foi observada até à diluição de 1:100 contra *S. aureus* (ATCC25923), *E. coli* (NCTC 10418) e *P. aeruginosa* (ATCC 27853), ao passo que só foi observada até à diluição de 1:5 contra *P. aeruginosa* (NCTC 10662) e na forma não diluída (1:1) contra *E. coli* (ACTC 25922)

Tabela: 4 Efeito do extrato metanólico (MSx) contra estirpes padrão (diâmetros médios das zonas de inibição em mm em torno de discos de 6 mm impregnados com MSx ou discos comerciais de teste de sensibilidade a antibióticos de diagnóstico)

Conc./disc	Mean diameters of zones of inhibition in mm					
	Oxford *S. aureus* (NCTC 6571)	*S. aureus* (ATCC 25923)	*E. coli* (NCTC 10418)	*E. coli* (ATCC 25922)	*P. aeruginosa* (ATCC 27853)	*P. aeruginosa* (NCTC 10662)
1:1	21	20	12	08	18	10
1:5	12	20	11	-	17	09
1:10	10	18	11	-	14	-
1:20	08	12	10	-	12	-
1:50	08	12	10	-	11	-
1:100	-	10	10	-	08	-
Methanol	-	-	-	-	-	-
Ampicillin (10µg/disc)	27	27	17	16	-	12

O extrato metanólico obtido pelo método de imersão (MSk) mostrou uma maior atividade antibacteriana em comparação com o MSx. A atividade antibacteriana foi observada até à diluição de !:!00, a menor concentração testada, contra todas as estirpes testadas acima; as sensibilidades estavam na mesma ordem, ou seja, a inibição máxima foi contra *S. aureus* (Oxford NCTC 6571, ATCC 25923) seguido por *P. aeruginosa* (ATCC 27853, NCTC 10662) e *E. coli* (NCTC 10418, ATCC 25922). Os dados são apresentados na tabela 5.

Quadro 5 Efeito do extrato metanólico (MSk) contra estirpes padrão (diâmetros médios das zonas de inibição, em mm, em torno de discos de 6 mm impregnados com MSk ou discos comerciais de teste de sensibilidade a antibióticos para diagnóstico)

Conc./ disc	Mean diameters of zones of inhibition in mm					
	Oxford *S. aureus* (NCTC 6571)	*S. aureus* (ATCC 25923)	*E. coli* (NCTC 10418)	*E. coli* (ATCC 25922)	*P. aeruginosa* (ATCC 27853)	*P. aeruginosa* (NCTC 10662)
1:1	48	48	12	12	19	13
1:10	36	35	11	11	17	10
1:50	24	25	09	10	15	10
1:100	16	17	08	08	12	09
Methanol	-	-	-	-	-	-
Ampicillin (10 µg/disc)	28	30	16	16	-	12
Amoxicillin (10 µg/disc)	29	29	17	18	-	16
Erythromicin (15 µg/disc)	24	25	18	-	-	-

Efeito do extrato etéreo de *N. sativa* contra estirpes padrão

Extrato etéreo obtido pelo método Soxhlet (ESx) quando testado em concentrações variáveis (25- 400 µg/disco) contra todas as estirpes padrão de bactérias, [Oxford *Staphylococcus aureus* (NCTC 6571), *S. aureus* (ATCC 25923), *Escherichia coli* (NCTC 10418), *Escherichia coli* (ATCC 25922), *Pseudomonas aeruginosa* (ATCC 27853), *P. aeruginosa* (NCTC 10662)] mostraram efeitos variáveis. A inibição observada não foi dependente da dose, por exemplo, *S. aureus* (ATCC 25923) e *P. aeruginosa* (NCTC 10662) foram inibidos apenas com 25 µg de disco e não houve inibição com doses mais elevadas. *S. aureus* (ATCC 25923) e *Escherichia coli* (NCTC 10418) apresentaram maior inibição com doses menores (100 µg/disco em comparação com doses de 200 µg e 400 µg. Da mesma forma, não houve relação de dose na inibição de *Pseudomonas aeruginosa* (ATCC 27853) (inibição igual por discos de 100 e 200 µg). Os dados são apresentados na tabela 6.

O extrato etéreo obtido pelo método de imersão (ESk) quando testado em concentrações variáveis (25- 400 µg/ disco) contra todas as estirpes padrão de bactérias também mostrou efeitos variáveis independentes das suas concentrações, como foi observado com o ESx.

Os diâmetros das zonas de inibição eram de pequena dimensão (7-11 mm) e não eram reproduzíveis por nenhum dos extractos (ESx/ESk). Os dados são apresentados nos quadros 6 e 7.

Quadro 6 Efeito do extrato etéreo (ESx) contra estirpes padrão. (Diâmetros das zonas de inibição em mm em torno de discos de 6 mm impregnados com ESx ou discos comerciais de teste de sensibilidade a antibióticos para diagnóstico)

Conc. (µg/ disc)	diameters of zones of inhibition in mm					
	Oxford *S. aureus* (NCTC 6571)	*S. aureus* (ATCC 25923)	*E. coli* (NCTC 10418)	*E. coli* (ATCC 25922)	*P. aeruginosa* (ATCC 27853)	*P. aeruginosa* (NCTC 10662)
400	-	09	09	-	-	-
200	-	09	10	-	10	-
100	-	10	11	-	10	-
50	-	-	-	-	08	-
25	08	-	-	-	-	10
Ether	-	-	-	-	-	-
Ampicillin. (10 µg/disc)	28	27	16	16	-	12

Quadro 7 Efeito do *extrato etéreo (ESk) contra estirpes padrão. (Diâmetros das zonas de inibição em mm em torno de discos de 6 mm impregnados com ESx ou* discos *comerciais de teste de sensibilidade a antibióticos para diagnóstico*)

Conc. (µg/ disc)	diameters of zones of inhibition in mm					
	Oxford *S. aureus* (NCTC 6571)	*S. aureus* (ATCC 25923)	*E. coli* (NCTC 10418)	*E. coli* (ATCC 25922)	*P. aeruginosa* (ATCC 27853)	*P. aeruginosa* (NCTC 10662)
400	-	-	09	-	08	-
200	-	08	09	-	-	-
100	-	-	11	-	-	-
50	-	-	-	-	07	-
25	-	-	-	-	-	08
Ether	-	-	-	-	-	-
Ampicillin. (10 µg/disc)	26	25	16	17	-	12

Efeito do extrato aquoso de *N. sativa* contra estirpes padrão

Extrato aquoso obtido pelo método Soxhlet (ASx) quando testado em concentrações variáveis (25- 400 µg/disco) contra todas as estirpes padrão de bactérias, [Oxford *Staphylococcus aureus* (NCTC 6571), *S. aureus* (ATCC 25923), *Escherichia coli* (NCTC 10418), *Escherichia coli* (ATCC 25922), *Pseudomonas aeruginosa* (ATCC 27853), *P. aeruginosa* (NCTC 10662)] também mostraram efeitos variáveis independentes da concentração. A inibição máxima foi observada com discos de 100 µg seguidos por discos de 200 µg. A zona de inibição foi máxima em *Escherichia coli* (ATCC 25922) seguida por Oxford *Staphylococcus aureus* (NCTC 6571), *S. aureus* (ATCC 25923) e *P. aeruginosa* (ATCC 27853). Foi mínima em *Escherichia coli* (NCTC 10418) e *P. aeruginosa* (NCTC 10662). Os valores das zonas inibitórias com discos de 200 µg foram menores em todas as estirpes em comparação com os respectivos valores para discos de 100 µg.

O extrato aquoso obtido pelo método de imersão (ASk), quando testado em concentrações variáveis (25- 400 µg/disco) contra todas as estirpes padrão de bactérias, também mostrou efeitos variáveis independentes das suas concentrações, tal como foi observado com o ASx.

No entanto, os valores dos diâmetros das zonas de inibição foram menores com Ask em comparação com ASx, como é evidente nas tabelas 8 e 9. Os valores não foram reproduzíveis.

Quadro 8 Efeito do extrato aquoso (ASx) contra estirpes padrão (diâmetros das zonas de inibição em mm em torno de discos de 6 mm impregnados com ASx ou discos comerciais de teste de sensibilidade a antibióticos para diagnóstico)

Conc. (µg/ disc)	diameters of zones of inhibition in mm					
	Oxford *S. aureus* (NCTC 6571)	*S. aureus* (ATCC 25923)	*E. coli* (NCTC 10418)	*E. coli* (ATCC 25922)	*P. aeruginosa* (ATCC 27853)	*P. aeruginosa* (NCTC 10662)
400	-	-	08	-	-	-
200	10	09	11	08	10	11
100	22	14	11	24	12	11
50	-	-	-	-	09	-
25	-	09	-	-	-	-
Ampicillin. (10 µg/disc)	29	26	17	15	-	11

Quadro 9 Efeito do extrato aquoso (ASk) contra estirpes padrão. (Diâmetros das zonas de inibição em mm em torno de discos de 6 mm impregnados com ASx ou discos comerciais de teste de sensibilidade a antibióticos para diagnóstico)

Conc. (µg/ disc)	diameters of zones of inhibition in mm					
	Oxford *S. aureus* (NCTC 6571)	*S. aureus* (ATCC 25923)	*E. coli* (NCTC 10418)	*E. coli* (ATCC 25922)	*P. aeruginosa* (ATCC 27853)	*P. aeruginosa* (NCTC 10662)
400	-	-	08	-	-	-
200	10	09	11	08	-	07
100	08	10	-	-	10	08
50	-	-	-	-	09	-
25	-	09	-	-	-	-
Ampicillin. (10 µg/disc)	28	26	18	16	-	11

Efeito do óleo *de N. sativa* contra estirpes padrão

O óleo *de N. sativa*, quando testado em concentrações variáveis (1:1 a 1:100) contra todas as estirpes padrão de bactérias, [Oxford *Staphylococcus aureus* (NCTC 6571), *S. aureus* (ATCC 25923), *Escherichia coli* (NCTC 10418), *Escherichia coli*

(ATCC 25922), *Pseudomonas aeruginosa* (ATCC 27853), *P. aeruginosa* (NCTC 10662)] mostrou atividade antibacteriana dependente da dose. Mostrou uma atividade pronunciada contra *S. aureus* (Oxford NCTC 6571, ATCC 25923) seguida de *P. aeruginosa* (NCTC 10662, ATCC 27853) e nenhuma atividade contra *E. coli* (NCTC 10418, ATCC 25922). *O Staphylococcus aureus* de Oxford (NCTC 6571) foi o mais sensível, mostrando inibição até à diluição de 1:200, enquanto *a Pseudomonas aeruginosa* (ATCC 27853) foi a menos sensível, como é evidente no quadro 10.

Efeito de Nigella sativa contra isolados clínicos

Os isolados bacterianos obtidos de várias fontes (pus, sangue, zaragatoa conjuntival, zaragatoa cervical, urina, secreção auricular, LCR, etc.) incluíam as seguintes bactérias: *Acinetobacter baumannii, Citrobacter fecundii, Enterococcus faecalis, Escherichia coli, Enterococcus faecalis, Klebsiella pneumoniae, Proteus mirabilis, Proteus vulgaris, Pseudomonas aeruginosa, S. aureus, Staph. Epidermidis,* outros *estafilococos coagulase negativos, Streptococcus agalactae* e *Streptococcus pyogenes.* As suas sensibilidades foram testadas ao extrato metanólico (MSk) e ao óleo *de N. sativa* em diluições de 1:1, 1:10 e 1:50 juntamente com outros antibióticos

Quadro 10 Efeito do óleo de N. sativa contra estirpes padrão. (Diâmetros médios das zonas de inibição em mm em torno de discos de 6 mm impregnados com óleo ou discos comerciais de teste de sensibilidade a antibióticos de diagnóstico)

Conc./disc	diameters of zones of inhibition in mm					
	Oxford *S. aureus* (NCTC 6571)	*S. aureus* (ATCC 25923)	*E. coli* (NCTC 10418)	*E. coli* (ATCC 25922)	*P. aeruginosa* (NCTC 10662)	*P. aeruginosa* (ATCC 27853)
1:1	48	46	-	-	25	24
1:10	46	42	-	-	20	20
1:50	20	18	-	-	19	20
1:100	18	12	-	-	12	-
1:200	09	-	-	-	-	-
Ethylene glycol	-	-	-		-	-
Ampicillin (10µg/disc)	27	27	17	16	16	-

***S. aureus*:**

Das 54 estirpes testadas, 11 eram resistentes a 1-3 antibióticos, 16 a 4-6 antibióticos, 16 a 7-9 antibióticos, 3 a 10-12 antibióticos, 5 a 13-15 antibióticos e 1 a 16 antibióticos. A resistência foi mais elevada à amicacina, seguida da tetraciclina, cotrimoxazol, ciprofloxacina, ampicilina, ceftriaxona, tobramicina, gentamicina e eritromicina (quadro 26). O óleo foi ativo contra 50 estirpes até uma diluição de 1:50 em 22 estirpes, até 1:10 em 14 e apenas no estado não diluído em 14 estirpes. O extrato metanólico foi ativo contra 52 estirpes até uma diluição de 1:50 em 31 estirpes, até 1:10 em 14 e apenas no estado não diluído em 7 estirpes. . Apresentou zonas de inibição maiores do que o óleo em todas as concentrações. Os dados são apresentados na tabela 11.

Staph. Epidermidis:

Das 13 estirpes testadas, 4 eram resistentes a 0-1 antibióticos, 8 a 5-7 antibióticos e 1 era resistente a todos os 10 antibióticos testados. A resistência foi mais elevada à cefotaxima, à ceftriaxona, à amicacina e à gentamicina. Cinco destes eram resistentes à meticilina (Quadro 26). Todos, exceto um, que era resistente a todos os 10 antibióticos testados, foram inibidos pelo óleo, bem como pelo extrato. O óleo mostrou atividade até uma diluição de 1:100, 1:50, 1:10 e 1:1 contra 1, 5, 2 e 2 estirpes, respetivamente. O extrato metanólico produziu zonas de inibição maiores do que o óleo em todas as concentrações. Inibiu 6 estirpes até à diluição 1:50, a menor concentração testada, e 6 até à diluição 1:10. Os dados são apresentados na tabela 12.

Outros *estafilococos* coagulase negativos:

Das 18 estirpes testadas, 4 eram resistentes a 1-3 antibióticos, 8 a 4-6 antibióticos, 3 a 8 antibióticos e 1 a 13 e 15 antibióticos cada. A resistência foi mais elevada para o Cotrimoxazol, a Tetraciclina, a Amicacina, a Ampicilina, a Ciprofloxacina e a Tobramicina (Quadro 26). O óleo inibiu 17 das estirpes. Foi ativo contra 11 estirpes até uma diluição de 1:50, contra 2 até 1:10 e apenas no estado não diluído contra 4 estirpes. O extrato metanólico foi ativo contra todas as 18 estirpes. Mostrou zonas de inibição maiores do que o óleo e foi ativo na diluição de 1:50, 1:10 e no estado não diluído contra 9, 4 e 5 estirpes, respetivamente. Os dados são apresentados na tabela 13.

Pseudomonas aeruginosa:

Das 22 estirpes testadas, 3 eram resistentes a 2-4 antibióticos, 6 a 5-7 antibióticos, 8 a 8-10 antibióticos e 5 a 11-13 antibióticos. A resistência foi mais elevada para a ampicilina,

Gentamicina, Ciprofloxacina, Amicacina, Ceftazidima, Cefotaxima, Ofloxacina e Ceftriaxona (Quadro 26). O óleo foi ativo contra 12 estirpes, até uma diluição de 1:50 para 1 estirpe, até 1:10 em 5 e apenas no estado não diluído em 6 estirpes. O extrato metanólico foi ativo contra 13 estirpes. Apresentou zonas de inibição maiores do que o óleo em todas as concentrações. Foi ativo contra 13 estirpes, até uma diluição de 1:50 para 4 estirpes, até 1:10 em 6 e apenas no estado não diluído em 3 estirpes. Das estirpes resistentes ao óleo/extrato, 3 eram resistentes a 4-6 antibióticos, 3 a 8-9 antibióticos e 4 a 13 antibióticos. Os dados são apresentados no quadro 14.

Streptococcus pyogenes:

Uma estirpe, que era resistente à eritromicina e sensível à ampicilina, gentamicina, cotrimoxazol, ciprofloxacina, ceftriaxona e bacitracina (quadro 26), foi inibida pelo óleo e pelo extrato apenas no estado não diluído. Os dados são apresentados no quadro 15.

Bacillus subtilis:

Uma estirpe, que era sensível a todos os antibióticos testados, foi inibida pelo óleo até uma diluição de 1:200, a menor diluição testada. Os dados são apresentados na tabela 16.

Quadro 15 Sensibilidade de um isolado clínico de Streptococcus pyogenes ao extrato (MSk) e ao óleo de N. sativa e a outros antibióticos

Source	Extract*			Oil*			Antibiotics#								
	1:1	1:10	1:50	1:1	1:10	1:50	A	G	Co	E	T	Cp	Ak	Ctr	B
Sputum	12	-		19	-	-	+	+	+	-	-	+	+	+	+

* Diâmetros médios das zonas de inibição, em mm, em torno de discos de 6 mm

impregnados com extrato (MSk) ou óleo

Sensibilidade aos antibióticos: + Sensível, - Resistente

A- Ampicilina, Ak- Amicacina, B- Bacitracina, Co- Cotrimoxazol, Cp- Ciprofloxacina, Ctr- Ceftriaxona, E- Eritromicina, G- Gentamicina, T- Tetraciclina,

Escherichia coli:

Das 11 estirpes testadas, 3 eram resistentes a 3 antibióticos, 6 a 7 antibióticos e 1 a 12 e 14 antibióticos cada. A resistência foi mais elevada à tetraciclina, amicacina, ceftriaxona, cotrimoxazol, ampicilina, furidantina e gentamicina (quadro 26). Nenhum destes foi inibido pelo óleo ou pelo extrato. Os dados são apresentados no quadro 17.

Klebsiella pneumoniae:

Das 10 estirpes testadas, 8 eram resistentes a 4-6 antibióticos e 2 eram resistentes a 8 dos antibióticos testados. A resistência foi mais elevada à ampicilina, gentamicina, ciprofloxacina, amicacina e ceftriaxona (quadro 26). Nenhum destes foi inibido pelo óleo ou pelo extrato. Os dados são apresentados no quadro 18.

Outros:

Uma estirpe de *Salmonella typhi* e *Shigella bodyii*, sensível a todos os antibióticos testados, não foi inibida pelo óleo em nenhuma das concentrações testadas (quadro 16).

2-4 estirpes de *Acinetobacter baumannii, Citrobacter fecundii, Enterococcus faecalis, Proteus mirabilis, Proteus vulgaris, Streptococcus agalactae e Vibrio cholerae,* todas elas resistentes a 4-9 antibióticos (Quadro 26), não foram inibidas pelo óleo ou pelo extrato em todas as concentrações testadas. Os dados são apresentados nos quadros 19, 20, 21, 22, 23, 24 e 25, respetivamente.

Quadro 16 Efeito do óleo de N. sativa contra estirpes sensíveis de bactérias (diâmetros médios das zonas de inibição em mm em torno de discos de 6 mm impregnados com óleo ou discos comerciais de teste de sensibilidade a antibióticos para diagnóstico)

Conc./disc	Mean diameters of zones of inhibition in mm		
	Bacillus subtilis	*Salmonella typhi*	*Shigella bodyii*
1:1	18	-	-
1:10	14	-	-
1:50	12	-	-
1:100	12	-	-
1:200	07	-	-
Ethylene glycol	-	-	-
Ampicillin (10 μg/disc)	10	32	34

Quadro 22 Sensibilidade de isolados clínicos de Proteus mirabilis ao extrato (MSk) e ao óleo de N. sativa e a outros antibióticos

S. no	Source	Extract*			Oil*			Antibiotics#						
		1:1	1:10	1:50	1:1	1:10	1:50	A	G	Co	E	T	Ak	Ctr
1	Pus	-	-	-	-	-	-	-	-	-	-	-	-	+
2	Pus	-	-	-	-	-	-	-	-	-	-	-	+	+
3	Pus	-	-	-	-	-	-	-	-	-		-	-	-

1 Diâmetros médios das zonas de inibição em mm em torno de discos de 6 mm impregnados com extrato (MSk) ou óleo. - indica que não há zona de inibição.

Sensibilidade aos antibióticos: + Sensível, - Resistente

A- Ampicilina, Ak- Amicacina, Co- Cotrimoxazol, Ctr- Ceftriaxona, E- Eritromicina, G- Gentamicina, T- Tetraciclina

Quadro 23 Sensibilidade de isolados clínicos de Proteus vulgaris ao extrato (MSk) e ao óleo de N. sativa e a outros antibióticos

S. no	Source	Extract*			Oil*			Antibiotics#						
		1:1	1:10	1:50	1:1	1:10	1:50	A	G	Co	E	T	Ak	Ctr
1	Pus	-	-	-	-	-	-	-	-	-	-	-	-	-
2	Pus	-	-	-	-	-	-	-	-	-	-	-	-	+

* Diâmetros médios das zonas de inibição em mm em torno de discos de 6 mm impregnados com extrato (MSk) ou óleo. - indica que não existe zona de inibição.

\# Sensibilidade aos antibióticos: + Sensível, - Resistente

A- Ampicilina, Ak- Amicacina, Co- Cotrimoxazol, Ctr- Ceftriaxona, E- Eritromicina, G- Gentamicina, T- Tetraciclina

Quadro 24 Sensibilidade de isolados clínicos de Streptococcus agalactae ao extrato (MSk) e ao óleo de N. sativa e a outros antibióticos

S. no	Source	Extract*			Oil*			Antibiotics#							
		1:1	1:10	1:50	1:1	1:10	1:50	A	G	Co	E	T	Cp	Ak	To
1	Pus	-	-	-	-	-	-	-	+	-	-	-	-	-	+
2	Pus	-	-	-	-	-	-	-	+	-	-		-	-	
3	Pus	-	-	-	-	-	-	-	+	-	-	-	-	-	+

1 Diâmetros médios das zonas de inibição em mm em torno de discos de 6 mm impregnados com extrato (MSk) ou óleo. - indica que não há zona de inibição.

\# Sensibilidade aos antibióticos: + Sensível, - Resistente

A- Ampicilina, Ak- Amicacina, Co- Cotrimoxazol, Cp- Ciprofloxacina, E- Eritromicina, G- Gentamicina, T- Tetraciclina, To- Tobramicina

Tabela 25: Sensibilidade de isolados clínicos de Vibrio cholerae ao extrato (MSk) e ao óleo de N. sativa e a outros antibióticos

S. no	Source	Extract*			Oil*			Antibiotics#				
		1:1	1:10	1:50	1:1	1:10	1:50	A	Co	E	T	Cmp
1	Stool	-	-	-	-	-	-	+	-	-	-	-
2	Stool	-	-	-	-	-	-	-	-	-	-	-

1 Diâmetros médios das zonas de inibição em mm em torno de discos de 6 mm impregnados com extrato (MSk) ou óleo. - Indica que não existe zona de inibição. # Sensibilidade aos antibióticos: + Sensível, - Resistente. A- Ampicilina, Co-Cotrimoxazol, Cmp- Cloranfenicol, EEritromicina, T- Tetraciclina.

Tabela 11 Sensibilidade de isolados clínicos de Staphylococcus aureus ao extrato (MSk) e ao óleo de N. sativa e a outros antibióticos.

S. no	Source	Methanolic extract (MSk)*			Oil*			Antibiotics#																
		1:1	1:10	1:50	1:1	1:10	1:50	A	G	Co	E	T	Cp	Ak	Ctr	Ctz	Ctx	Clr	To	O	Gt	R	S	P/Tz
1	Pus	20	10	-	16	-	-	-	-	-	-	-	-	+	-		-		-					
2	Pus	40	30	12	34	24	-	+	+	+	+	-	-	-	-		-		-					
3	Pus	42	20	-	38	12	-	+	-	+	+	-	-	-	+		-		-					
4	Pus	28	20	11	24	16	8	+	-	-	+	-	-	-	+		-		-					
5	Cervix	-	-	-	-	-	-	-	-	-	-	-	-	-	-		-		-					
6	Pus	34	14	-	28	8	-	+	+	-	-	+	-	+	+		-		-					
7	Pus	22	20	16	16	16	16	+	-	-	-	-	-	-	+		-		-					
8	Pus	18	10	-	14	-	-	+	+	-	-	-	+	-	-		-		-					
9	Blood	14	14	12	37	24	10	-	+	-	+	+	+	+	±				+					
10	Blood	24	12	-	30	8	-	+	+	-	+	+	-	-	-				+					
11	Blood	34	20	14	42	14	12	-	+	-	+	+	-	-	+				+					
12	Blood	-	-	-	-	-	-	+	-	-	-	-	-	-	-				-					+
13	Blood	44	26	8	46	12	-	-	+	-	-	-	-	-	-				-					+
14	Blood	10	-	-	-	-	-	±	-	-	-	-	-	-	-				-					+
15	Blood	8	8	8	14	8	8	+	+	+	+	+	+	-	-				-					
16	Pus	48	22	9	24	12	-	-	-	-	-	-	-	-	-	-	-	-	-	-	-	-	-	
17	Pus	32	16	10	36	11	-	-	-	-	+	-	-	-	-	-	-	-	-			-	-	
18	Pus	48	20	18	32	16	16	-	-	-	+	-	-	-	-	±		+	-	+		+	-	
19	Eye	46	20	20	20	16	20	-	-	-	-	-	-	-	+	+		+	+	+		+	+	
20	Pus	48	22	8	-	-	-	-	+	+	-	-	±	-					-		±			

S. no	Source	Extract*			Oil*			Antibiotics[#]																
		1:1	1:10	1:50	1:1	1:10	1:50	A	G	Co	E	T	Cp	Ak	Ctr	Ctz	Ctx	Clr	To	O	Gt	R	S	Cmp
21	Semen	48	26	8	20	20	8	-	-	-	-	-	-	-	-	-	Cx -	-	-	-	-	-		
22	Lt. Ear	14	8	8	12	12	20	-	-	-		-	-	-	-	-		+	-	-	-	-		
23	Pus	24	24	10	24	20	12	+	+	+	-	-	-	-					-		+			
24	CSF	16	10	-	12	-	-	-	-	-	-	-	-	-	-	-		-	-	-	-	-	-	
25	Conj.	14	14	9	14	12	-	-	+	-	-	-	-	-					-	-	-			
26	Pus	16	12	-	12	10	-	-	-	-	+	-	-	-			-		-	-				
27	Cervix	36	-	-	-	-	-	-	+	+	-	-	+	+					+					
28	Cervix	48	24	20	24	20	20	-	+	+		+	-	-					+	+				
29	Conj.	32	22	16	28	20	14	-	+	+	+	+	+	+					+					
30	Pus	36	-	-	26	-	-	-	-	-	-	-	-	-	-	-	-	-	-	-		-	-	
31	Pus	24	-	-	20	-	-	-	-	-	-	-	-	-		-		-	-	+		-	±	
32	Cervix	30	22	12	20	14	10	-	+	-	-	-	-	-					-	-				
33	Conj	48	14	10	24	12	8	+	-	-	+	-	-	-					+	-				
34	Conj	48	8	-	11	-	-	+	+	-	+	±	-	+					-	+				
35	Pus	28	20	12	24	16	10	-	-	-	+	-	±	±					-	+				
36	Pus	20	20	9	18	-	-	-	-	-	-	-	-	-	-				+					
37	Pus	20	18	18	12	9	-	-	+	-	-	-	-	-	+				+					
38	Conj.	20	12	10	10	10	-	-	-	-	-	-	-	-	-				+					
39	Pus	12	10	-	-	-	-	±	-	-	-	-	-	-	-				+					
40	Pus	10	9	-	8	-	-	-	-	-	-	-		-	-		-							
41	Blood	48	40	14	32	16	9		+				+	+	-			V+						+
42	Cervix	28	22	14	20	16	12	+	-	-	-	-	+	-	-									±

S. no	Source	Extract*			Oil*			Antibiotics[#]																
		1:1	1:10	1:50	1:1	1:10	1:50	A	G	Co	E	T	Cp	Ak	Ctr	Ctz	Ctx	Clr	To	O	Gt	R	S	Cmp
43	Pus	16	-	-	16	-	-		-			-			-		-		+	+	-			+
44	Pus	16	12	-	14	10	10	-	+	-	+	-	-	-	+				+					+
45	Cervix	36	12	-	16	10	-	+		+	+	+	+		+									+
46	Cervix	18	-	-	16	-	-	-		+		-	-	+	±					-				+
47	Pus	22	18	16	20	14	9	-		-				-	-	-					-			
48	Pus	18	-	-	40	12	-	+	-		+	-			-		-		+	-	±			
49	Pus	11	10	-	16	-	-	+			+	-			-		-		+	+	+			
50	Pus	26	10	-	42	-	-	-	+		+	+			+		-		+	+	+			
51	Pus	40	30	10	28	28	11		+		+	-			-		-		+	+	+			
52	Cervix	42	28	21	30	12	-		+	+	+		+	-		+			+	+				
53	Ear	38	30	12	30	25	9		+	-	+		+	-		-			+	+				
54	Pus	40	26	16	26	24	12		+	+	+		+	-		+			+	+				

1 Diâmetros médios das zonas de inibição em mm em torno de discos de 6 mm impregnados com extrato (MSk) ou óleo. - indica que não há zona de inibição.

Sensibilidade aos antibióticos: + Sensível, + Intermédio, - Resistente

A- Ampicilina, Ak- Amicacina, Co- Cotrimoxazol, Clr- Cefaclor, Cmp- Cloranfenicol, Cp- Ciprofloxacina, Ctr- Ceftriaxona, Ctx- Cefotaxima, Ctz- Ceftazidima, Cx- Cefixima, E- Eritromicina, G- Gentamicina, Gt- Gatifloxacina, O- Ofloxacina, P/Tz- Piperacilina/Tazobactam R- Roxitromicina, S- Esparfloxacina, T- Tetraciclina, To- Tobramicina, V- Vancomicina

Quadro 12 Sensibilidade de isolados clínicos de Staphylococcus epidermidis ao extrato (MSk) e ao óleo de N. sativa e a outros antibióticos

S. no	Source	Extract*			Oil*				Antibiotics#												
		1:1	1:10	1:50	1:1	1:10	1:50	1:100	A	G	Co	E	T	Cp	Ak	Ctr	Ctx	To	M	V	Cmp
1	Blood	12	8	-	8	-	-	-	±	-		+			-	-	-		-		
2	Blood	48	42	12	44	40	14	-	+	-		+			-	-	-		-		
3	Blood	46	44	16	44	40	14	8	-	-		+			-	-	-		-		
4	Blood	20	10	-	16	8	-	-	±	-		+			-	-	-		-		
5	Blood	40	30	12	34	24	-	-	-	-		+			-	-	-		-		
6	Pus	16	8	-	12	-	-	-	+	+	-	-	-	-	+	-	-	-			
7	Pus	-	-	-	-	-	-	-	-	-	-	-	-	-	-	-	-	-			
8	Pus	14	10	10	10	8	7	-	-	-	-	+	+	-	-	+	-	-			
9	Pus	16	14	-	12	-	-	-	+	+	-	+	-	+	-	-	-	-			
10	Blood	48	9	-	24	12	12		+	+	+	-	+	+	+	+	+	+			+
11	Blood	48	24	10	26	-	-			+				+	+		+			+	-
12	Blood	36	12	-	10	8	-			+				+	+		+			+	+
13	Blood	48	36	14	30	24	24			+				+	+	+				+	+

1 Diâmetros médios das zonas de inibição em mm em torno de discos de 6 mm impregnados com extrato (MSk) ou óleo. - indica que não há zona de inibição.

Sensibilidade aos antibióticos: + Sensível, + Intermédio, - Resistente

A- Ampicilina, Co- Cotrimoxazol, Cmp- Cloranfenicol, Cp- Ciprofloxacina, Ctr- Ceftriaxona, Ctx- Cefotaxima, E- Eritromicina, G- Gentamicina, M- Meticilina, T- Tetraciclina, To- Tobramicina, V- Vancomicina

Quadro 13 Sensibilidade de isolados clínicos de outros estafilococos coagulase negativos ao extrato (MSk) e ao óleo de N. sativa e a outros antibióticos

S. no	Source	Extract*			Oil*			Antibiotics#															
		1:1	1:10	1:50	1:1	1:10	1:50	A	G	Co	E	T	Cp	Ak	Ctr	Ctz	Ctx	Clr	To	O	Gt	R	S
1	Pus	48			40	30	14	-	+	-	+	+	-	-	+				+				
2	Pus	48			24	12	-	-	-	-	-	-	-	-	-	-		-	-	-	-	-	-
3	Pus	48	25	24	12	12	10	-	+	+	-	-	±	-					-		±		
4	Pus	16	10	-	12	-	-	-	+	-		-	±	-					-		+		
5	Pus	40	-	-	20	18	18	-	-	-	+	-	+	-			-		-	-			
6	Urine	48	-	-	22	10	9	±	±	-	±	±	±						+	+			
7	Urine	46	28	8	28	16	12	-	-	-	+	-	-	-	+	+	+	+				+	+
8	Pus	40	-	-	12	-	-	+	+	-	±	-	-	-					+	+			
9	Conj.	22	22	12	22	12	10	+	+	-	+	-		-					-	-			
10	Pus	36	28	14	28	20	14	+	+	+	-	-	+	+					+				
11	Pus	14	12	-	12	-		-	-	-	-	-	-	-	+				-				
12	Pus	18	16	10	16	-		+	+	-	-		-	+	-				+				
13	Pus	11	11	-	-	-		+	+		+	-			-		-		+	-	-		
14	Pus	40	28		28	20		-	+		-	-			+		+		+	+	+		
15	Pus	46	30	18	32	28	14		+	-		+	+	-		-			+	+			
16	Urine	46	28	10	28	14	12	-	-	-	+	-	-	-	+	-	+	+				-	+
17	Conj.	26	22	12	22	10	10	-	+	-	+	-		-					-	-			
18	Pus	46	32	18	30	28	12	-	-	-	-	-	-	-	-	+		-	-	-	-	+	-

* Diâmetro médio das zonas de inibição em mm em torno de discos de 6 mm impregnados com extrato (MSk) ou óleo. - indica a ausência de zona de inibição.

Sensibilidade aos antibióticos: + Sensível, + Intermédio, - Resistente

A- Ampicilina, Ak- Amicacina, Co- Cotrimoxazol, Or- Cefaclor, Cp- Ciprofloxacina, Ctr- Ceftriaxona, Ctx- Cefotaxima, Ctz- Ceftazidima, E- Eritromicina, G- Gentamicina, Gt- Gatifloxacina, O- Ofloxacina, R- Roxitromicina, S- Esparfloxacina, T- Tetraciclina, To- Tobramicina

Quadro 14 Sensibilidade de isolados clínicos de Pseudomonas aerugenosa ao extrato (MSk) e ao óleo de N. sativa e a outros antibióticos

S. no	Source	Extract*			Oil*			Antibiotics#																	
		1:1	1:10	1:50	1:1	1:10	1:50	A	G	Co	R	T	Cp	Ak	Ctr	Ctz	Ctx	Clr	Cpz	To	O	P	I	Gt	S
1	Pus	20	10	-	18	-	-	+	-						-	-	-		-		-		+		
2	Pus	-	-	-	-	-	-	-	-						-	-	-		-		-		-		
3	Pus	10	-	-	8	-	-	-	-					+	-	-	-		-		-		-		
4	Pus	10	-	-	8	-	-	-	-						-	-	-		-		-		-		
5	Pus	10	8	-	8	7	-	-	-					+	-	-	-		-		-		-		
6	Blood	14	12	10	12	10	8	-					+	-	-	-	-		-						
7	Blood	12	-	-	8	-	-	-	-			-	-	-	+	+	-		-	-	+	+	-		
8	Blood	-	-	-	-	-	-	-	+			-	-	-	-	-	-		-	-		+	+		
9	Pus	16	12	-	12	12	-		+				-	+		+			-				+		
10	Blood	-	-	-	-	-	-		-				-	-		-			-	Az+			+		
11	Pus	10	10	9	-	-	-	-	-	-	-	-	-	-	-	-		-		E -	-			-	-
12	Pus	-	-	-	-	-	-	-	-	-		-		-						-	-			-	
13	Cx	-	-	-	-	-	-	-	-	-		-	-	-						+					
14	Ear	-	-	-	-	-	-	+	+	-		-	-	+						+	-				
15	Pus	-	-	-	-	-	-	-	-	-	-	-	-	-	-	-	-	-		-					-
16	Pus	-	-	-	-	-	-	-	-	-	-	-	-	-	-	-	-	-		-					-
17	Pus	-	-	-	-	-	-	-	-	-	-	-	-	-	-	+	-	-		-	-				-
18	Pus	16	10	-	12	9	-		-	-			-	-		+				-	-				
19	Pus	18	10	-	10	9	-		+				-	-		+			-		-		+		
20	Pus	14	10	8	10	-	-	-	-					+	-	-	-		+		-		-		
21	Pus	14	9	-	12	-	-	-	-	-		-	-	-	+	-		-			-			-	-
22	Pus	16	12	9	12	12	-	-	+			-	-	-	-	-	-		-	-		+	-		

1 Diâmetros médios das zonas de inibição em mm em torno de discos de 6 mm impregnados com extrato (MSk) ou óleo. - indica que não há zona de inibição.

Sensibilidade aos antibióticos: + Sensível, - Resistente. A- Ampicilina, Ak- Amicacina, Co- Cotrimoxazol, Or- Cefaclor, Cp- Ciprofloxacina, Cpz- Cefoperazona, Ctr- Ceftriaxona, Ctx- Cefotaxima, Ctz- Ceftazidima, E- Eritromicina, G- Gentamicina, Gt- Gatifloxacina, I- Imipenem, O- Ofloxacina, P- Piperacilina, R- Roxitromicina, S- Esparfloxacina, T- Tetraciclina, To- Tobramicina,

Quadro 17 Sensibilidade de isolados clínicos de Escherichia coli ao extrato (MSk) e ao óleo de N. sativa e a outros antibióticos

S. no	Source	Extract*			Oil*			Antibiotics#																	
		1:1	1:10	1:50	1:1	1:10	1:50	A	G	Co	R	T	Cp	Ak	Ctr	Ctz	Ctx	Clr	Cmp	To	O	F	N	Gt	S
1	Pus	-	-	-	-	-	-	-	-	-	-	-	-	-	-	+	-	-		-					-
2	Pus	-	-	-	-	-	-	-	-	-	-	-	-	-	-	+		-		-	-	-		-	-
3	Urine	-	-	-	-	-	-	-	-	-		-		-	-		-								
4	Urine	-	-	-	-	-	-	-	-	-		-		-	-		-								
5	Urine	-	-	-	-	-	-	+	+	+		-		-	+				+			-			
6	Urine	-	-	-	-	-	-	-	+			-	-	+	-						-	-	-		
7	Urine	-	-	-	-	-	-	-		-				-	-	-					-			-	
8	Urine	-	-	-	-	-	-	-		-				-	-	-			+			-		-	
9	Urine	-	-	-	-	-	-		-			-			-		-			-	-			-	
10	Pus	-	-	-	-	-	-	+	+	+		-	+	-	+							-			
11	Pus	-	-	-	-	-	-	+	+	-		-		+	+							-			

1 Diâmetros médios das zonas de inibição em mm em torno de discos de 6 mm impregnados com extrato (MSk) ou óleo. - indica que não há zona de inibição.

Sensibilidade aos antibióticos: + Sensível, + Intermédio, - Resistente

A- Ampicilina, Ak- Amicacina, Co- Cotrimoxazol, Or- Cefaclor, Cmp-Cloranfenicol, Cp- Ciprofloxacina, Ctr- Ceftriaxona, Ctx- Cefotaxima, Ctz-Ceftazidima, E- Eritromicina, F- Furidantina, G- Gentamicina, Gt- Gatifloxacina, N-Ácido nalidíxico, O- Ofloxacina, R- Roxitromicina, S- Esparfloxacina, T-Tetraciclina, To- Tobramicina,

Quadro 18 Sensibilidade de isolados clínicos de Klebsiella pneumoniae ao extrato (MSk) e ao óleo de N. sativa e a outros antibióticos

S. no	Source	Extract*			Oil*			Antibiotics#													
		1:1	1:10	1:50	1:1	1:10	1:50	A	Ax	G	Co	T	Cp	Ak	Ctr	Ctx	To	O	Gt	I	Cmp
1	Ear	-	-	-	-	-	-	-		-			-	-	-					+	
2	Skin	-	-	-	-	-	-	-		-			-	-	-					+	
3	Blood	-	-	-	-	-	-	-		-			-	-	-					+	
4	Blood	-	-	-	-	-	-	-		-			-	-	-					+	
5	Blood	-	-	-	-	-	-	-		-			-	-	-					+	
6	Ear	-	-	-	-	-	-	-			-	-	-	-	±			-			+
7	Pus	-	-	-	-	-	-	-	-		+	-	-	+	±			+			+
8	Pus	-	-	-	-	-	-			-		-			-	-	-	-	±		
9	Pus	-	-	-	-	-	-	-	-	-	-	-	-	-	±			-			
10	Pus	-	-	-	-	-	-	-	-	-	-	-	-	+	-			-			

1 Diâmetros médios das zonas de inibição em mm em torno de discos de 6 mm impregnados com extrato (MSk) ou óleo. - indica ausência de zona de inibição. # Sensibilidade aos antibióticos: + Sensível, + Intermédio, - Resistente

A- Ampicilina, Ak- Amicacina, Ax- Amoxicilina, Co- Cotrimoxazol, Cmp-Cloranfenicol, Cp- Ciprofloxacina, Ctr- Ceftriaxona, Ctx- Cefotaxima, G-Gentamicina, Gt- Gatifloxacina, I- Imipenem, O- Ofloxacina, T- Tetraciclina, To-Tobramicina.

Quadro 19 Sensibilidade de isolados clínicos de Acinetobacter baumannii ao extrato (MSk) e ao óleo de N. sativa e a outros antibióticos

S. no	Source	Extract*			Oil*			Antibiotics#												
		1:1	1:10	1:50	1:1	1:10	1:50	A	G	Co	T	Cp	Ak	Ctr	Ctz	Ctx	Clx	To	O	Gt
1	CSF	-	-	-	-	-	-	-	-	-	-		-	-			-			
2	Pus	-	-	-	-	-	-	-	-		-			-		-		+	-	-
3	Pus	-	-	-	-	-	-		-		-			-		-		+	-	-
4	Pus	-	-	-	-	-	-	-	+	-		-	-		-			+	+	

1 Diâmetros médios das zonas de inibição em mm em torno de discos de 6 mm impregnados com extrato (MSk) ou óleo. - indica que não há zona de inibição.

Sensibilidade aos antibióticos: + Sensível, - Resistente

A- Ampicilina, Ak- Amicacina, Clx- Cefalexina, Co- Cotrimoxazol, Cp- Ciprofloxacina, Ctr- Ceftriaxona, Ctx- Cefotaxima, Ctz- Ceftazidima, G- Gentamicina, Gt- Gatifloxacina, O- Ofloxacina, T- Tetraciclina, To- Tobramicina.

Quadro 20 Sensibilidade de isolados clínicos de Citrobacter fecundii ao extrato (MSk) e ao óleo de N. sativa e a outros antibióticos

S. no	Source	Extract*			Oil*			Antibiotics#										
		1:1	1:10	1:50	1:1	1:10	1:50	A	G	Co	T	Cp	Ak	Ctr	Ctz	O	Gt	Cmp
1	Ear	-	-	-	-	-	-	-		-	-	-	±	-		-		±
2	Pus	-	-	-	-	-	-	-	-				-	-	-		-	
3	Pus	-	-	-	-	-	-	-	-				-	-	-	-		

1 Diâmetros médios das zonas de inibição em mm em torno de discos de 6 mm impregnados com extrato (MSk) ou óleo. - indica que não há zona de inibição.

Sensibilidade aos antibióticos: + Sensível, + Intermédio, - Resistente

A- Ampicilina, Ak- Amicacina, Co- Cotrimoxazol, Cmp- Cloranfenicol, Cp- Ciprofloxacina, Ctr- Ceftriaxona, Ctz- Ceftazidima,

G- Gentamicina, Gt- Gatifloxacina, O- Ofloxacina, T- Tetraciclina

Quadro 21 Sensibilidade de isolados clínicos de Enterococcus faecalis ao extrato (MSk) e ao óleo de N. sativa e a outros antibióticos

S. no	Source	Extract*			Oil*			Antibiotics#												
		1:1	1:10	1:50	1:1	1:10	1:50	Ax	G	Co	E	T	Cp	Ak	Ctr	Ctz	Ctx	To	O	Cmp
1	Urine	-	-	-	-	-	-		-		+	-			-		-	+		±
2	Pus	-	-	-	-	-	-	-	+	-	+		-	-		+		-	+	
3	Urine	-	-	-	-	-	-	-	-	-	-		-	-		-		-	-	

1 Diâmetros médios das zonas de inibição em mm em torno de discos de 6 mm impregnados com extrato (MSk) ou óleo. - indica que não há zona de inibição.

Sensibilidade aos antibióticos: + Sensível, + Intermédio, - Resistente

A- Ampicilina, Ak- Amicacina, Co- Cotrimoxazol, Cp- Ciprofloxacina, Cmp- Cloranfenicol, Ctr- Ceftriaxona, Ctz- Ceftazidima, G- Gentamicina, Gt- Gatifloxacina, O- Ofloxacina, T- Tetraciclina

Quadro 26 Padrão de sensibilidade das bactérias testadas

NAME	No. of isolates showing resistance to antibiotic (no. of resistant strains/ no. of strains tested)																	
	A	G	Co	E	T	Cp	Ak	Ctr	Ctz	Ctx	Clr	To	O	Gt	R	S	Cmp	Cpz	Ax
SA	30/48	26/50	36/49	25/48	39/49	33/48	39/48	27/40	9/13	18/18	6/9	27/48	11/24	7/13	7/9	5/8			
SE	4/10	7/13	4/5	3/10	3/5	3/8	8/13	8/11		9/12		4/5	M- 5/5				1/4		
CN	11/17	6/18	14/16	7/16	14/17	8/14	13/15	4/9	3/5	2/5	2/4	8/16	6/10	3/6	2/4	2/4			
PA	16/18	16/21	9/9	4/4	11/11	14/15	14/19	13/15	14/19	13/13	5/5	8/10	13/14	3/3		5/5	I- 7/11	12/13	
EC	7/10	5/9	7/9		9/9	3/4	8/10	8/11	2/4	4/4	2/2	3/3	4/4	4/4	2/2	2/2	0/2	N-1/1	F- 6/6
SP	0/1	0/1	0/1	1/1	1/1	0/1	0/1	0/1											
KP	10/10	9/9	3/4		5/5	9/9	7/9	7/10		1/1		1/1	4/5						3/3
AB	3/3	3/4	2/2		3/3	1/1	2/2	3/3	1/1	2/2		0/3	2/3	2/2				Clx – 1/1	
CF	3/3	2/2	1/1		1/1	1/2	2/3	3/3	2/2				2/2	1/1					
EF		2/3	2/2	1/2	1/1	2/2	2/2	1/1	1/2	1/1		2/3	1/2				0/1		2/2
PM	3/3	3/3	3/3	2/2	3/3		2/3	1/3											
PV	2/2	2/2	2/2	1/1	2/2		2/2	1/2											
VC	1/2		2/2	2/2	2/2												2/2		

A- Ampicilina, Ak- Amicacina, Ax- Amoxicilina, Co- Cotrimoxazol, Or- Cefaclor, Clx- Cefalexina, Cmp- Cloranfenicol, Cp- Ciprofloxacina, Cpz- Cefoperazona, Ctr- Ceftriaxona, Ctx- Cefotaxima, Ctz- Ceftazidima, E- Eritromicina, F- Furidantina, G- Gentamicina, Gt- Gatifloxacina, I- Imipenem, M- Meticilina, N- Ácido nalidíxico, O- Ofloxacina, R- Roxitromicina, S- Esparfloxacina, T- Tetraciclina, To- Tobramicina.

SA- Staph aureus, SE- Staph, epidermidis, CN- Outros *estafilococos* coagulase negativos, *PA- P. aerugenosa, EC- E. coli, SP- Strept. pyogenes, KP-Klebsiella pneumoniae, AB- Acinetobacter baumannii, CF-Citrobacter fecundii, EF- Enterococcus faecalis, PM- Proteus mirabilis, PV- Proteus vulgari, VC- Vibrio cholerae*

Capítulo 5

Discussão

A extração de sementes de *N. sativa* por Soxhlet produziu diferentes rendimentos com diferentes solventes. O rendimento mais elevado foi obtido com metanol (32,5%), seguido de água (27%) e éter (16,7%). Isto está de acordo com Boskabady M.H., Shahabi M. (1997) que relataram um rendimento de 24% do extrato aquoso. Os rendimentos foram reduzidos para 28-31% dos valores acima referidos quando a extração foi feita por imersão das sementes durante 7 dias nos respectivos solventes. O extrato etéreo era semi-sólido castanho-avermelhado, de natureza oleosa, enquanto o extrato metanólico era um líquido castanho-avermelhado, de natureza oleosa. O extrato aquoso era um sólido preto acastanhado, de natureza gordurosa. O extrato etéreo feito por Hanafy, M. S. M. e Hatem M. E. (1991) embebendo as sementes durante 6 horas também era castanho escuro e de natureza oleosa, mas era um líquido claro e o rendimento era de 11% v/w. Esta diferença pode dever-se a diferenças na amostra de sementes, na duração da demolha e/ou na temperatura a que foi feita a extração.

Entre os diferentes extractos, o extrato metanólico mostrou a atividade antibacteriana mais pronunciada. Mouhajir F et al, (1999) e (Atalay Sokmen et al, 1999b) também demonstraram a atividade antimicrobiana do extrato metanólico. Os extractos aquoso e etéreo mostraram uma inibição fraca, variável e não reprodutível contra as bactérias padrão. Uma vez que a maioria dos componentes identificados de plantas activas contra microrganismos são compostos orgânicos aromáticos ou saturados, são mais frequentemente obtidos através de extração com etanol ou metanol. De facto, muitos estudos evitam completamente a utilização do fracionamento aquoso. No entanto, os taninos e os terpenóides encontram-se ocasionalmente na fase aquosa e podem contribuir para a atividade antibacteriana do extrato aquoso (Marjorie Murphy Cowan, 1999). Morsi N.M. (2000) relatou o efeito antimicrobiano do extrato aquoso de *Nigella sativa* em várias bactérias resistentes a antibióticos. Os relatórios anteriores sobre o extrato etéreo de *N. sativa* têm sido contraditórios. Hanafy, M. S. M. e Hatem M. E. (1991) demonstraram uma inibição dependente da concentração de *S. aureus*, *Pseudomonas aeruginosa* e *E. coli* pelo extrato etéreo, ao passo que Atalay Sokmen et al (1999a) não conseguiram demonstrar atividade antibacteriana contra *Staphylococcus aureus* ou *Escherichia coli* no extrato etéreo de sementes moídas de *N. sativa* extraídas utilizando o método descrito por Hanafy M. S. M. e Hatem M. E. (1991). Noutro estudo do mesmo grupo, o extrato etéreo da cultura de calos de *N. sativa* não mostrou atividade antibacteriana contra *Staphylococcus aureus* e *Escherichia coli.* O extrato de éter dietílico da cultura de células de *N. sativa* mostrou atividade antibacteriana contra *Staphylococcus aureus* mas não contra *Escherichia coli* (Atalay Sokmen et al, 1999b). Estas variações podem dever-se a diferentes amostras (culturas de sementes, etc.) a partir das quais os extractos foram preparados. As amostras de plantas variam em potência e esta variação é ainda ampliada por factores de solo, genética climática, épocas de cultivo e colheita e condições de recolha e armazenamento. Além disso, as plantas podem transportar consigo vários insecticidas pulverizados sobre elas e os organismos saprófitas ou parasitas presentes na planta podem contribuir para os seus efeitos biológicos (Bhide N.K., 1970).

O óleo *de N. sativa* (Mohammedia Products, Hyderabad) estudado também mostrou uma boa atividade antibacteriana. Uma vez que, de acordo com as informações do fabricante, foi preparado por destilação a vapor, trata-se do óleo essencial. Isto confirma os estudos anteriores sobre a atividade antibacteriana do óleo essencial (Toama Mohamed A. et al, 1974; El-Fatatry HM, et al, 1975, Agarwal R et al 1979, Akgul, A., 1989, Ferdous AJ et al, 1992, El, Kamali H.H et al, 1998, Elgayyar e Draughon, 1999, Halwani, R et al, 1999, Kahsai, Alem Welderufael, 2002).

A atividade antimicrobiana foi mais elevada no extrato metanólico e no óleo. Isto confirma o estudo de Toama Mohamed A. et al, (1974) que relatou que a atividade antimicrobiana residia apenas na fração solúvel em álcool do óleo volátil. Tanto o óleo como os extractos foram considerados mais eficazes em bactérias gram +ve do que gram -ve, o que está em conformidade com uma série de estudos anteriores (Toama

Mohamed A. et al, 1974; El-Fatatry HM, 1975; Agarwal R et al, 1979; Hanafy, M. S. M. e M. E. Hatem, 1991; Halwani, R et al, 1999; Farrag HA et al 2000; Ali N Awadh et al, 2001). Vários compostos derivados de plantas mostram frequentemente uma atividade considerável contra bactérias gram-positivas mas não contra espécies gram-negativas. As bactérias gram-negativas têm uma barreira de permeabilidade eficaz, constituída pela membrana externa, que restringe a penetração de compostos anfipáticos, e bombas de resistência a múltiplos fármacos que extrudem toxinas através desta barreira. É possível que a aparente ineficácia dos antimicrobianos vegetais se deva em grande parte à barreira de permeabilidade (George Tegos et al, 2002).

O extrato metanólico derivado por soxhlet, bem como pelo método de imersão, quando testado em concentrações variáveis (1:1 a 1:100) mostrou atividade antibacteriana dependente da dose contra 6 estirpes padrão de bactérias, [Oxford *Staphylococcus aureus* (NCTC 6571), *S. aureus* (ATCC 25923), *Escherichia coli* (NCTC 10418), *Escherichia coli* (ATCC 25922), *Pseudomonas aeruginosa* (ATCC 27853) e *P. aeruginosa* (NCTC 10662)]. A inibição foi máxima contra *S. aureus* (Oxford NCTC 6571, ATCC 25923) seguida por *P. aeruginosa* (ATCC 27853, NCTC 10662) e *E. coli* (NCTC 10418, ATCC 25922). Este é o primeiro relatório sobre a atividade do extrato metanólico de *N. sativa* contra as 6 estirpes padrão de bactérias acima referidas. Saxena, A.P. e K.M. Vyas (1986) também mostraram que os extractos de sementes inibiam o crescimento de *E. coli.* Num estudo realizado por Mouhajir F et al, (1999), *S. aureus* foi inibido por 20 μg de extrato metanólico, contudo a mesma concentração foi inativa contra 2 estirpes de *P. aeruginosa* (uma supersensível e uma selvagem) e 1 estirpe de *E. coli*. Este facto pode dever-se à diferença entre as estirpes testadas. De M, Krishna De A e Banerjee AB (1999) relataram a atividade antimicrobiana do extrato etanólico contra *E. coli* (ATCC10536).

O óleo *de N. sativa*, quando testado em concentrações variáveis (1:1 a 1:100) contra todas as estirpes padrão de bactérias, mostrou uma atividade antibacteriana dependente da dose. Mostrou uma atividade pronunciada contra *S. aureus* (Oxford NCTC 6571), *S. aureus* (ATCC 25923) *P. aeruginosa* (NCTC 10662) e *P. aeruginosa*

(ATCC 27853) até uma diluição de 1:200, 1:100, 1:100 e 1:50 respetivamente e nenhuma atividade contra *E. coli* (NCTC 10418, ATCC 25922). A atividade do óleo essencial de *Nigella sativa* contra 4 estirpes padrão [*S. aureus* (Oxford NCTC 6571), *S. aureus* (ATCC 25923) *P. aeruginosa* (NCTC 10662) e *P. aeruginosa* (ATCC 27853)] está a ser relatada pela primeira vez por nós. Isto confirma o estudo de R. Agarwal et al (1979) que relatou que o óleo inibiu uma estirpe de *S. aureus* mesmo até 1:100diluição, a menor concentração testada. No entanto, as zonas de inibição observadas no nosso estudo foram maiores, o que pode ser devido à diferença das estirpes testadas. Os autores também relataram a atividade do óleo contra *E. coli*. Isto pode dever-se à maior quantidade de óleo utilizada por disco no seu estudo (o disco de papel de filtro de 8 mm de diâmetro foi completamente humedecido com óleo ou com a sua diluição). Em segundo lugar, foi demonstrado que o óleo *de N. sativa* obtido a partir de diferentes fontes comerciais ou isolado por diferentes métodos a partir das mesmas sementes varia significativamente no seu teor de timoquinona, que tem atividade antibacteriana, e espera-se que as várias condições de armazenamento façam uma diferença nas quantidades dos constituintes quinona do óleo, especialmente se as amostras de óleo de sementes forem expostas ao calor e à luz. (Aboul-Enein H. e Abou-Basha, 1995, Ghosheh, O. A. et al, 1999, Burits M e Bucar F, 2000). Em terceiro lugar, a variabilidade no desempenho dos ágares Mueller-Hinton de diferentes fabricantes demonstrou ser estatisticamente significativa, especialmente ao testar *E. coli* (Barry A.L. et al, 1974). O tamanho do inóculo utilizado, a profundidade do meio nas placas, a técnica de inoculação e o período de tempo entre a inoculação e a aplicação dos discos, a temperatura de incubação e o tempo de incubação também causarão diferenças nos resultados obtidos. (Victor Lorian, M.D. e Editor, 1996).

A nossa observação também está de acordo com o estudo de Toama Mohamed A. et al, (1974) que relatou que o óleo volátil obtido por destilação a vapor de óleo fixo mostrou uma atividade antibacteriana marcada contra *S. aureus*. No entanto, o mesmo óleo também mostrou uma atividade moderada contra uma estirpe de *E. coli*, o que pode dever-se à diferença da amostra de sementes utilizada para a extração do óleo, ao método de extração, ao meio de cultura utilizado e/ou à técnica de teste de sensibilidade. Num estudo realizado por Ferdous AJ et al (1992), o óleo essencial de *N. sativa* demonstrou ser eficaz contra *E. coil.* Este facto pode também dever-se à diferença entre a amostra de óleo utilizada, o meio de cultura utilizado e/ou a técnica de teste de sensibilidade. O nosso estudo também confirma o estudo de Halwani, R et al (1999) que referiu que o óleo bruto *de N. sativa* era ativo contra *S. aureus* (ATCC 25923) e inativo contra uma estirpe local de *E. coli.*

Efeito de *Nigella sativa* contra isolados clínicos

Das 54 estirpes de *S. aureus* testadas, resistentes a um número de antibióticos (Quadro 26), o óleo foi ativo contra 50 estirpes e o extrato metanólico foi ativo contra 52 estirpes. Isto confirma o estudo de Toama Mohamed A. et al, (1974), Agarwal R, et al (1979), Mouhajir F et al, (1999), Atalay Sokmen et al, (1999b) e Kahsai, Alem Welderufael (2002) que comunicaram a atividade antibacteriana do óleo volátil (obtido por destilação a vapor do óleo fixo), do óleo essencial, do extrato metanólico de sementes, do extrato metanólico de cultura de células de *N. sativa* e do óleo essencial (obtido a partir do extrato bruto), respetivamente. Num estudo realizado por Atalay Sokmen et al, (1999a) o extrato metanólico derivado por extração soxhlet não foi ativo contra uma estirpe de *S. aureus* derivada de uma amostra clínica. Isto pode dever-se à diferença entre as estirpes testadas. A atividade contra *S. aureus* também foi relatada no óleo fixo, extrato de éter, óleo bruto, timoquinona, ácido linoleico, extrato de etanol e fração solúvel de acetato de etilo de sementes (Toama Mohamed A. et al, 1974; Hanafy, M. S. M. e M. E. Hatem, 1991; Atalay Sokmen et al, 1999b; Halwani, R et al, 1999; Farrag HA et al 2000; Ali N. Awadh et al, 2001; Kahsai, Alem Welderufael, 2002).

Das 13 estirpes de *Staph. epidermidis* testadas, resistentes a um número de antibióticos (Tabela 26), todas, exceto uma, que era resistente a todos os 10 antibióticos testados, foram inibidas pelo óleo e pelo extrato. O óleo mostrou atividade até uma diluição de 1:100, 1:50, 1:10 e 1:1 contra 1, 5, 2 e 2 estirpes, respetivamente. Isto confirma o estudo de Agarwal R et al, (1979) que relatou a inibição de 1 estirpe de *Staph albus* (atualmente conhecido como *Staph epidermidis)* pelo óleo essencial até uma diluição de 1:10.

De 18 estirpes de outros *estafilococos* coagulase negativos testados, resistentes a uma série de antibióticos (Quadro 26), o óleo inibiu 17. Foi ativo contra 11 estirpes até uma diluição de 1:50, contra 2 até 1:10 e apenas no estado não diluído contra 4 estirpes. O extrato metanólico foi ativo contra todas as 18 estirpes. Mostrou zonas de inibição maiores do que o óleo e foi ativo na diluição de 1:50, 1:10 e no estado não diluído contra 9, 4 e 5 estirpes, respetivamente. Isto está a ser relatado pela primeira vez, uma vez que nenhuma atividade contra estas estirpes foi relatada na literatura até agora.

O Bacillus subtilis, que era sensível a todos os antibióticos testados, foi inibido pelo óleo até uma diluição de 1:200, a menor diluição testada. Isto confirma o estudo de Toama Mohamed A. et al, (1974) que relatou a atividade inibidora do óleo volátil (obtido por destilação a vapor de óleo fixo) contra *Bacillus subtilis.* R. Agarwal et al (1979) relataram a atividade antibacteriana do óleo essencial contra *Bacillus pumilus, Bacillus cerus e Bacillus anthracis* até 1:100diluição. Os tamanhos das zonas de inibição foram comparáveis aos obtidos com *Bacillus subtilis* no nosso estudo. A atividade do extrato de *N. sativa* contra *Bacillus subtilis* foi demonstrada em estudos anteriores (Saxena, A.P. e K.M. Vyas, 1986, F.Mouhajir et al, 1999, Krishna De A e Banerjee AB, 1999).

Das 22 estirpes de *Pseudomonas aeruginosa* testadas, resistentes a uma série de antibióticos (Quadro 26), o óleo foi ativo contra 12 estirpes e o extrato metanólico foi ativo contra 13 estirpes. A nossa observação está de acordo com o estudo de Toama Mohamed A. et al, (1974) que encontrou uma atividade moderada do óleo volátil não diluído (obtido por destilação a vapor de óleo fixo) contra uma estirpe de *P. aeruginosa.* Num estudo realizado por Mouhajir F et al, (1999) 20 µg de extrato metanólico foi inativo contra 2 estirpes de *P. aeruginosa* (uma supersensível e uma selvagem). Esta diferença pode dever-se à diferença de estirpes testadas.

Onze estirpes de *Escherichia coli* testadas resistentes a um número de antibióticos (Tabela 26), não foram inibidas pelo óleo nem pelo extrato. Isto confirma o estudo de F.Mouhajir et al, 1999, que relatou que o extrato metanólico era inativo contra *E. coli,* e os estudos de Atalay Sokmen et al, (1999a) e Atalay Sokmen et al, (1999b) que testaram os extractos metanólicos de sementes *de N. sativa*, cultura de calos de *N. sativa* e cultura de células de *N. sativa* em *E. coli* isoladas de espécimes clínicos no Hallamshire Hospital, Universidade de Sheffield, Sheffield, Reino Unido, e concluíram que eram inactivos contra elas. Toama Mohamed A. et al, (1974) referiram que o óleo volátil (obtido por destilação a vapor de óleo fixo) apresentou uma atividade moderada contra uma estirpe de *E. coli* apenas no estado não diluído, o que pode dever-se à diferença de estirpes testadas. Ferdous AJ et al, (1992) relataram que o óleo essencial era ativo contra isolados de *E. coli*, o que também pode ser devido à diferença de estirpes testadas.

Dez estirpes de *Klebsiella pneumoniae* testadas resistentes a vários antibióticos (Quadro 26) também não foram inibidas pelo óleo ou pelo extrato. Num estudo de Mouhajir F et al, (1999) 20 μg de extrato metanólico foi ativo contra uma estirpe de *Klebsiella pneumoniae,* o que pode ser devido à diferença de estirpes testadas.

Uma estirpe de *Salmonella typhi*, sensível a todos os antibióticos testados, não foi inibida pelo óleo em nenhuma das concentrações testadas. Toama Mohamed A. et al, (1974) e R. Agarwal et al (1979) relataram a atividade antibacteriana do óleo essencial contra uma estirpe *de Salmonella typhi* cada*;* a diferença pode ser devida à diferença de estirpes testadas.

Três estirpes de *Enterococcus faecalis,* resistentes a 4-9 antibióticos, foram insensíveis ao óleo e ao extrato. Isto confirma o estudo de Mouhajir F. et al (1999) que relatou que o extrato metanólico era inativo contra uma estirpe de *Enterococcus faecalis.* Saxena, A.P. e K.M. Vyas (1986) mostraram que os extractos de sementes inibiram o crescimento de 1 estirpe de *Streptococcus faecalis* (agora conhecido como

Enterococcus faecalis); a diferença pode ser devida à diferença de estirpes testadas.

Duas estirpes de *Vibrio cholerae,* resistentes a 4-5 antibióticos, não foram inibidas pelo óleo ou pelo extrato. Agarwal R et al, (1979) e Ferdous AJ et al (1992) relataram a inibição de *Vibrio cholerae* por óleo essencial; a diferença pode ser devida à diferença de estirpes testadas.

Uma estirpe de *Streptococcus pyogenes*, que era resistente à eritromicina e sensível a 6 outros antibióticos, foi inibida pelo óleo e pelo extrato apenas no estado não diluído. Tal estudo não foi feito anteriormente e este é o primeiro relatório da atividade antibacteriana do óleo e do extrato *de N. sativa* contra *Streptococcus pyogenes.*

Uma estirpe de *Shigella bodyii*, sensível a todos os antibióticos testados, não foi inibida pelo óleo em nenhuma das concentrações testadas. Várias estirpes (2-4) de *Acinetobacter baumannii, Citrobacter fecundii, Proteus mirabilis, Proteus vulgaris* e *Streptococcus agalactae,* todas resistentes a 5-6 antibióticos, não foram inibidas pelo óleo ou pelo extrato em todas as concentrações testadas. A atividade de *N. sativa* contra estas bactérias não foi estudada anteriormente e a literatura é omissa em relação a estas bactérias.

Topozada et al (1965) relataram a atividade antibacteriana da fração fenólica das sementes de *N. sativa.* O timol é um álcool fenólico presente no óleo essencial (Randhawa M.A e Al-Ghamdi M.J., 2002) que foi relatado como possuindo atividade antibacteriana (Karapinar e Aktug, 1987). Uma vez que o timol está presente na parte solúvel em metanol do óleo (Enomoto S. et al, 2001), também será extraído no extrato metanólico. Os mecanismos que se pensa serem responsáveis pela toxicidade dos fenólicos nos microrganismos incluem a inibição enzimática pelos compostos oxidados, possivelmente através da reação com grupos sulfidrilo ou através de interações mais inespecíficas com as proteínas (Mason, T. L., e B. P. Wasserman, 1987).

Toama Mohamed A. et al, (1974) isolaram a timohidroquinona do óleo volátil de sementes de *N. sativa* e concluíram que tem um elevado efeito antimicrobiano contra bactérias gram-positivas. El-Fatatry HM (1975) também isolou a timohidroquinona do óleo volátil de *N. sativa* e indicou que tem um elevado efeito antimicrobiano contra microrganismos gram-positivos. Num estudo realizado por Kahsai, Alem Welderufael (2002), a timohidroquinona presente no óleo volátil obtido a partir do extrato bruto apresentou uma inibição notável do crescimento de várias estirpes de bactérias. O IC50 e a Concentração Inibitória Mínima (CIM) para a timoquinona foram de 1,31 µg/ml e 3,6 µg/ml, respetivamente, quando testados contra *S. aureus*. O efeito inibitório da timoquinona contra *S. aureus* (ATCC 25923 e ATCC 43300) também foi relatado por Halwani, R et al, (1999). A mudança entre a timohidroquinona e a timoquinona ocorre facilmente através de reacções de oxidação e redução. (El-Dakhakhny M., 1963, Mouhajir F. et al, 1999). A timoquinona está presente na parte solúvel em metanol do óleo *de N. sativa* (Abou Basha et al, 1995) e, por conseguinte, também será extraída no extrato metanólico das sementes. Além de fornecerem uma fonte de radicais livres estáveis, sabe-se que as quinonas se complexam irreversivelmente com aminoácidos nucleófilos das proteínas, o que pode levar à inativação da proteína e à perda de função (Stern, J. L et al, 1996). Os alvos prováveis na célula microbiana são as adesinas expostas à superfície, os polipéptidos da parede celular e as enzimas ligadas à membrana. As quinonas podem também tornar os substratos indisponíveis para o microrganismo. (Mason, T. L., e B. P. Wasserman, 1987). Kahsai, Alem Welderufael (2002) descobriram que a timoquinona inibe significativamente a síntese de proteínas e de ARN em *Staphylococcus aureus*.

As sementes também contêm taninos, que podem ser extraídos por metanol (Eloff, J. N., 1998). Os taninos podem ser formados por polimerização de unidades de quinona (Geissman, T. A. 1963). Vários estudos referem as propriedades antimicrobianas dos taninos (Scalbert, A., 1991). Uma das suas acções moleculares é a complexação com proteínas através de forças como a ligação de hidrogénio e os efeitos hidrofóbicos, bem como pela formação de ligações covalentes (Haslam, E.,

1996). Assim, o seu modo de ação antimicrobiana, tal como descrito para as quinonas, pode estar relacionado com a sua capacidade de inativar adesinas microbianas, enzimas, proteínas de transporte do envelope celular, etc.

Resumo

A semente de *Nigella sativa*, utilizada há séculos para fins medicinais e culinários e que se diz possuir uma série de propriedades farmacológicas, incluindo antimicrobianas, foi estudada quanto à atividade antibacteriana contra estirpes padrão e isolados clínicos. Os seus vários extractos e o óleo (comercial) foram testados em concentrações variáveis através da técnica de difusão em ágar de disco utilizando discos de papel de filtro impregnados em placas de ágar Muellar Hinton inoculadas. Os discos de teste de sensibilidade a antibióticos comerciais foram utilizados para testes de sensibilidade e comparação.

Após extração por Soxhlet, o rendimento foi de 32,5%, 27% e 16,7% com metanol, água e éter, respetivamente. A extração pelo método de imersão deu um rendimento de 28 a 31% do acima referido. O extrato metanólico e o óleo mostraram uma atividade dependente da dose pronunciada mesmo até à diluição 1:200, enquanto os extractos aquoso e etéreo mostraram resultados variáveis. A atividade antibacteriana foi maior contra bactérias gram +ve do que gram -ve. Entre as bactérias gram +ve testadas, *Bacillus subtilis, S. aureus, Staph. Epidermidis,* outros *Staphylococci* coagulase -ve *e Strept. pyogenes* foram sensíveis ao extrato e ao óleo e 2 (*Enterococcus faecalis, Strept. agalactae)* foram resistentes. Entre as bactérias gram -ve testadas, *E. coli* e *P. aeruginosa* foram sensíveis ao extrato, apenas *P. aeruginosa* ao óleo e as restantes (*Acinetobacter baumannii, Citrobacter fecundii, Klebsiella pneumoniae, Proteus mirabilis, P. vulgaris, S. typhi, Shigella bodyii e Vibrio cholerae)* foram insensíveis. Das 158 estirpes testadas, a maioria era resistente a um certo número de antibióticos, 102 foram inibidas pelo extrato metanólico e 97 pelo óleo.

Os nossos resultados estão em conformidade com relatórios anteriores. No entanto, tanto quanto é do nosso conhecimento, a atividade do extrato metanólico, bem como do óleo essencial contra *S. aureus* (ATCC 25923, estirpes NCTC 6571), *P. aeruginosa* (ATCC 27853, estirpes NCTC 10662), *Staphylococci* coagulase negativo (exceto *S. epidermidis*) e *Strept. Pyogenes;* e do extrato metanólico contra *E. coli* (ATCC 25922, estirpes NCTC 10418) está a ser relatado pela primeira vez por nós.

O medicamento (óleo/extrato metanólico *de N. sativa*) é considerado ativo contra estirpes padrão e multirresistentes de bactérias testadas. A atividade antibacteriana parece dever-se ao timol, à timoquinona, à timohidroquinona e aos taninos.

Referências

1. Abdel-Fattah AFM, Matsumoto K, Watanabe H. (2000). Efeitos antinociceptivos do óleo *de Nigella sativa* e do seu principal componente, a timoquinona, em ratos. Jornal Europeu de Farmacologia. 400(1): 89-97: Departamento de Farmacologia, Instituto de Medicina Natural, Universidade Médica e Farmacêutica de Toyama, 2630 Sugitani, Toyama, 930-0194, Japão

2. Abou, Basha. L. I., M. S. Rashed, Aboul, E. H. Y (1995). TLC assay of thymoquinone in Black Seed oil (*Nigella sativa* Linn) and identification of dithymoquinone and thymol. Journal of Liquid Chromatography 18(1): 105-115: Bioanalytical and Drug Dev. Laboratório, Biol. e Med. Res. Dep., King Faisal Specialist Hosp. and Res. Centre, P.O. Box 3354, Riyadh 11211, Arábia Saudita

3. Aboul Enein. H. Y. e Basha. L. I. Abou (1995). Método simples de HPLC para a determinação de timoquinona em óleo de semente preta (*Nigella sativa* Linn). Journal of Liquid Chromatography 18(5): 895-902. : Bioanal. Laboratório de desenvolvimento de fármacos. Lab., Biol. Med. Res. Dep., King Faisal Specialist Hosp. Res. Cent., PO Box 3354, Riyadh 11211, Arábia Saudita

4. Aboul-Ela EI; Estudos citogenéticos sobre o extrato de sementes de *Nigella sativa* e a timoquinona em células de ratinho infectadas com esquistossomose utilizando cariotipagem. Mutat Res. 2002 Apr 26; 516(12)

5. Agarwal R, Kharya MD, Shrivastava R.; Antimicrobial & anthelmintic activities of the essential oil of *Nigella sativa* Linn.; Indian J Exp Biol. 1979 Nov;17(11):1264-5.

6. Agarwal, C., A. Narula, et al. (1990). Effect of seeds of "kalaunji" (*Nigella sativa* L.) on the fertility and sialic acid content of the reproductive organs of the male rat. Geobios 17(5-6): 269-272.

7. Akgul, A. (1989). Atividade antimicrobiana do óleo essencial de cominho preto (*Nigella sativa* L.). Gazi Universitesi Eczacilik Fakultesi Dergisi 6(1): 63-68.

8. Akhtar MS, Riffat S; Field trial of *Saussurea lappa* roots against nematodes and *Nigella sativa* seeds against cestodes in children; J Pak Med Assoc. 1991 Aug;41(8):185-7.

9. Akhtar, A. H., K. D. Ahmad, et al. (1996). Efeitos antiulcerosos dos extractos aquosos de *Nigella sativa* e *Pongamia pinnata* em ratos. Fitoterapia 67(3): 195-199: P.C.S.I.R. Laboratories, Peshawar, Paquistão

10. Al, A. F. M. e K. Gumaa (1987). Estudos sobre a atividade de plantas individuais de uma mistura de plantas antidiabéticas. Ata Diabetologica Latina 24(1): 37-42.

11. Al, H. A., M. Aqel, et al. (1993). Hypoglycemic effects of the volatile oil of *Nigella sativa* seeds. International Journal of Pharmacognosy 31(2): 96-100: Dep. Fisiologia, Fac. Med., Faculdade de Ciências e Tecnologia da Universidade da Jordânia, P.O. Box 3030, Irbid, Jordânia

12. Al, J. M. S. (1992). Composição química e microflora de sementes de cominho preto (*Nigella sativa* L.) cultivadas na Arábia Saudita. Food Chemistry 45(4): 239-242.

13. Al, O. S. Y., N. M. Ammar, et al. (1997). Estudos de alguns efeitos bioquímicos, nutricionais e anti-inflamatórios das sementes de *Nigella sativa*. Egyptian Journal of Pharmaceutical Sciences 38(4-6): 451-469: Departamento de Ciências Alimentares e Nutrição, Centro Nacional de Investigação, Dokki, Cairo, Egito

14. Al-Awadi F, Fatania H, Shamte U.; The effect of a plants mixture extract on liver gluconeogenesis in streptozosin induced diabetic rats; Diabetes Res. 1991 Dec;18(4):163-8.

15. Al-Ghamdi MS; A atividade anti-inflamatória, analgésica e antipirética de *Nigella sativa*. J. Ethnopharmacol. 2001 Jun;76(1):45-8.

16. Ali N. Awadh, Julich WD, Kusnick C, Lindequist U Screening of Yemeni medicinal plants for antibacterial and cytotoxic activities. J Ethnopharmacol.

2001 Feb; 74(2): 173-9. Departamento de Farmacognosia, Faculdade de Medicina e Ciências da Saúde, Universidade de Sana'a, Sana'a, Iémen.

17. Al-Jishi SA e Abuo Hozaifa B (2003); Effect of *Nigella sativa* on blood hemostatic function in rats; J Ethnopharmacol. 2003 Mar; 85(1): 7-14.

18. Al-Shabanah OA, Badary OA, Nagi MN, al-Gharably NM, al-Rikabi AC, al-Bekairi AM; A timoquinona protege contra a cardiotoxicidade induzida pela doxorrubicina sem comprometer a sua atividade antitumoral. J Exp Clin Cancer Res. 1998 Jun;17(2):193-8.

19. Anas M., M Mohsin, A Mannan, M Siddiqui (2003): Hypoglycemic effect of Unani formulation (shunez karela khushk) on type-2 diabetes; Abstract book National symposium Emerging trends in Indian Medicinal Plants, 10-12 Oct 03, Lucknow, pg. 83.

20. Ansari, A. A., S. Hassan, et al. (1988). Estudos estruturais sobre uma saponina isolada de *Nigella sativa*. Phytochemistry 27(12): 3977-3979.

21. Aqel, M. (1992a) The calcium antagonistic effect of the volatile oil of *Nigella sativa* seeds. Dirasat Série B Ciências Puras e Aplicadas 19(1): 119-133. Dep. Anat., Fac. Med., Anat./Músculos Lisos, Univ. Aiwa, EUA

22. Aqel, M. (1992b). O efeito relaxante do óleo volátil das sementes de *Nigella sativa* no músculo liso vascular. Dirasat Série B Ciências Puras e Aplicadas 19(2): 91-100. Dep. Anatomia, Fac. Med., Univ. Jordan, Amman, Jordan

23. Aqel, M. e R. Shaheen (1996). Efeitos do óleo volátil das sementes de *Nigella sativa* no músculo liso uterino da ratazana e da cobaia. Journal of Ethnopharmacology 52(1): 23-26: Faculdade de Medicina, Universidade da Jordânia, Amã, Jordânia

24. Aqel, M. B. (1993). Efeitos das sementes *de Nigella sativa* no músculo liso intestinal. International Journal of Pharmacognosy 31(1): 55-60. Colégio.

Medicina, Univ. da Jordânia, Amã, Jordânia

25. Atalay Sokmen, Brian M. Jones e Murat Erturk; Antimicrobial Activity of Extracts from the Cell Cultures of some Turkish Medicinal Plants; *Phytother. Res.* 13, 355-357 (1999b)

26. Atalay Sokmen, Brian M. Jones, Murat Erturk; The in vitro antibacterial activity of Turkish medicinal plants; Journal of Ethnopharmacology 67 (1999a) 79-86.

27. Atta, U. R. S. M., S. S. Hasan, et al. (1995). Nigellidine: A new indazole alkaloid from the seeds of *Nigella sativa*. Tetrahedron Letters 36(12): 1993-1996: H. E. J. Res. Inst. Chem., Univ. Karachi, Karachi-75270, Paquistão

28. Atta, U. R., S. Malik, et al. (1985). Nigellamine-N-oxide: A new isoquinoline alkaloid from the seeds of *Nigella sativa*. Heterocycles 23(4): 953-956.

29. Ave Sina: Law in Medicine, Interpreter, Sharafkhandy A. Ministry of Guidance Publication, Teerão, 1990, p. 314.

30. Badary OA, Abdel-Naim AB, Abdel-Wahab MH, Hamada FM. (2000); A influência da timoquinona na nefropatia hiperlipidémica induzida pela doxorrubicina em ratos. Toxicologia, 2000; 7 de março; 143(3): 219-226: Departamento de Farmacologia e Toxicologia, Faculdade de Farmácia, Universidade Al-Azhar, Cidade de Nasr, Cairo, Egito

31. Badary OA, Al-Shabanah OA, Nagi MN, Al-Rikabi AC, Elmazar MM.; Inibição da carcinogénese do estômago induzida por benzo (a) pireno em ratos por timoquinona. Eur. J Cancer Prev. 1999 Oct;8(5): 435-40.

32. Badary OA, Gamal El-Din AM; Efeitos inibitórios da timoquinona contra a tumorigénese de fibrossarcoma induzida por 20-metilcolantreno. Cancer Detect Prev. 2001; 25 (4): 362-8.

33. Badary OA, Nagi MN, al-Shabanah OA, al-Sawaf HA, al-Sohaibani MO, al-

Bekairi AM. A timoquinona melhora a nefrotoxicidade induzida pela cisplatina em roedores e potencia a sua atividade antitumoral. Can. J Physiology Pharmacol. 1997 Dec; 75(12): 1356-61.

34. Badary, O. A. (1999). A timoquinona atenua a síndrome de Fanconi induzida pela ifosfamida em ratos e aumenta a sua atividade antitumoral em ratos. Journal of Ethnopharmacology. Nov. 67(2): 135142: Departamento de Farmacologia, Faculdade de Farmácia, Universidade Al Azhar, Cairo, Egito

35. Badary, O. A., S. O. A. Al, et al. (1998). Acute and subchronic toxicity of thymoquinone in mice (Toxicidade aguda e subcrónica da timoquinona em ratos). Drug Development Research 44(2-3): 56-61: Dep. Pharmacology, Coll. Pharmacy, King Saud Univ., P.O. Box 2457, Riyadh 11451, Arábia Saudita

36. Bamosa AO et al (1997): Efeito da ingestão oral de sementes *de Nigella sativa* em alguns parâmetros sanguíneos. Saudi Pharm J, 5(2-3): 126-129.

37. Bamosa AO, Ali BA, al-Hawsawi ZA; O efeito da timoquinona nos lípidos sanguíneos em ratos. Indian J Physiology Pharmacol. 2002 Apr; 46(2): 195-201.

38. Banlos L (1983): Medicinal plants of North Africa, Reference Publications. Algonac MI, 103.

39. Barry AL, Effinger LJ. Performances of Mueller-Hinton agars prepared by three manufacturers. American J. Clin. Pathol. ; 1974; 62: 113-117.

40. Bashandy, S. A. E. (1996). Efeito do óleo *de Nigella sativa* nas funções hepáticas e renais de ratos adultos e senis. Egyptian Journal of Pharmaceutical Sciences 37(1-6): 313-327. Pharmacol. Dep., Centro Nacional de Investigação, Cairo, Egito

41. Bauer AW, Kirby WMM, Sherris JC, Turck M. Antibiotic susceptibility testing by a standardized single disk method. Am. J. Clin. Pathol. 1966; 45: 493- 496

42. Bhakare, H. A., A. S. Kulkarni, et al. (1993). Lipid composition of some seeds of

central India. Journal of Food Science and Technology 30(1): 54-55. Departamento de Tecnologia do Óleo, Instituto de Tecnologia Laxminarayan, Universidade de Nagpur, Nagpur-440 010, Índia

43. Bhide N.K. (1970); Indian Journal of Physiology and Pharmacology; abril de 1970; Vol 14, No. 2, 77- 86

44. Bogats LN, Epshtein MM: Effect of --- on the chemoreceptor function of the peripheral nerves. Fizial-Zhur Akad Nauk Rse, 1959; 5: 659-661.

45. Boskabady MH e M Shahabi (1997): Bronchodilatory and anticholinergic effects of N sativa on isolated guinea pig tracheal chains. Iranian J Med Sci, 1997; 22 (3&4): 133.

46. Burits M, Bucar F.; Antioxidant activity of *Nigella sativa* essential oil; Phytother Res. 2000 Aug; 14(5): 323-8.

47. Chakravarty N.; Inhibition of histamine release from mast cells by nigellone. Ann Allergy. 1993 Mar; 70(3): 237-42

48. Chopra, I., J. Hodgson, B. Metcalf, e G. Poste. 1996. New approaches to the control of infections caused by antibiotic-resistant bacteria. An industry perspective. JAMA 275:401-403.

49. Chopra, RN. , Nagar, SL, Chopra I.C., 1956. In: Glossário de Plantas Medicinais Indianas. CSIR, Nova Deli; Pg 175- 176

50. Cohen, M. L. 1992. . Resistência aos medicamentos antimicrobianos - uma calamidade mundial. ; Ann. Intern. Med. 118:557-561

51. Daba, M. H. e R. M. S. Abdel (1998). Hepatoprotective activity of thymoquinone in isolated rat hepatocytes. Toxicology Letters Shannon 95(1): 23-29. : Univ. Med. Dent. New Jersey, New Jersey Med. Sch., Room I-655, 185 S. Orange Ave., Newark, NJ 07103-2714, EUA

52. Datta, A. K., J. L. Das, et al. (1987). Caracterização electroforética e avaliação de

proteínas em linhas de controlo e mutantes de *Nigella sativa* L. Cytologia 52(2): 317-322.

53. De Minakshi, Krishna De A, Banerjee AB: Antimicrobial screening of some Indian species: Phytother Res. 1999 Nov; 13(7): 616-8.

54. Dutta; J. Instn. Chem. India, 1959; 31, pg 295

55. El Tahir KE, Ashour M. M. S., et al. (1993). Os efeitos respiratórios do óleo volátil do

Semente preta (*Nigella sativa*) em cobaias: Elucidação do(s) mecanismo(s) de ação. Farmacologia Geral 24(5): 1115-1122. Departamento de Farmacologia, Faculdade de Farmácia, Universidade Rei Saud, PO Box 2457, Riade 11451, Arábia Saudita

56. El, D. M., M. Barakat, et al. (2000). Efeitos do óleo *de Nigella sativa* na secreção gástrica e na úlcera induzida por etanol em ratos. Journal of Ethnopharmacology. setembro 72(1-2): 299-304: Departamento de Farmacologia, Faculdade de Medicina, Universidade de Alexandria, Alexandria, Egito

57. El, D. M., N. I. Mady, et al. (2000). O óleo *de Nigella sativa* L. protege contra a hepatotoxicidade induzida e melhora o perfil lipídico do soro em ratos. Arzneimittel Forschung. Sept 50(9): 832-836: Faculdade de Medicina, Departamento de Farmacologia e Toxicologia de Drogas, Universidade de Alexandria, Alexandria, 21521, Egito

58. El, Kamali H.H, Ahmed A.H., et al. (1998). Antibacterial properties of essential oils from *Nigella sativa* seeds, *Cymbopogon citratus* leaves and *Pulicaria undulata* aerial parts. Fitoterapia 69(1): 77-78: Dep. Bot., Fac. Sci., Omdurman Islamic Univ., P.O. Box 382, Omdurman, Sudão

59. El, M. M. M., G. A. M. Abdel, et al. (1997). Prevenção de tumores cutâneos induzidos por 7,12- dimetilbenz (a) antraceno em ratos por óleo de semente preta.

Oncology Reports 4(1): 139-141: Dep. Zool., Fac. Sci., Univ. Alexandria, Alexandria, Egito

60. El, S. O. A. e S. A. Nada (1996). Avaliação biológica de chá multicomponente utilizado como hipoglicemiante em ratos. Fitoterapia 67(2): 99-102. Dep. Pharmacol, Centro Nacional de Investigação, Cairo, Egito

61. El, T. K. E. H., M. M. S. Ashour, et al. (1993). The cardiovascular actions of the volatile oil of the Black Seed (*Nigella sativa*) in rats: Elucidação do mecanismo de ação. Farmacologia Geral 24(5): 1123-1131. Dr. G. K.: Dep. Pharmacol, College Pharmacy, King Saud University, PO box 2457, Riyadh 11451, Arábia Saudita

62. El-Dakhakhny M (1963): Estudos sobre a constituição química das sementes de N sativa L do Egito II. O óleo essencial. Planta Med, 11; 465-470.

63. El-Dakhakhny M (1965): Estudos sobre a *Nigella sativa* L egípcia Parte IV: algumas propriedades farmacológicas do princípio ativo das sementes em comparação com o seu dihidrocomposto e o seu polímero. Arznein Forsch (Drug Res.), 15: 1227-9.

64. El-Dakhakhny M, Madi NJ, Lembert N, Ammon HP; O óleo *de Nigella sativa*, a nigelona e a timoquinona derivada inibem a síntese de produtos 5-lipoxigenase em leucócitos polimorfonucleares de ratos. 2002 Jul; 81 (2):161-4.

65. El-Dakhakhny M, Mady N, Lembert N, Ammon HP; O efeito hipoglicémico do óleo *de Nigella sativa* é mediado por acções extrapancreáticas. Planta Med. 2002 maio; 68 (5): 465-6

66. El-Dakhakhny M., (1982); Algumas propriedades farmacológicas de alguns constituintes das sementes de *Nigella sativa* L.. A fração de carbonilo do óleo essencial. Actas da Segunda Conferência Internacional sobre Medicina Islâmica; Estudos em Medicina Islâmica e Vantagens do Tratamento com Ervas, 12th abril,

1982, Kuwait. pg. 246- 431

67. El-Fatatry HM; Isolamento e atribuição da estrutura de um princípio antimicrobiano do óleo volátil das sementes de *Nigella sativa* L.. Pharmazie. 1975 Feb; 30 (2): 109-11.

68. Elgayyar, M. e Draughon, F.A. (1999). Utilização de extractos de *Nigella sativa* para inibir a deterioração e os microrganismos patogénicos na truta arco-íris. Apresentado no 86º Ann. Assn. Intl. of Milk, Food, and Environmental Sanitarians, Detroit, Michigan, 1-4 de agosto

69. ElKadi A, Kandil,O (1986): Effect of *Nigella sativa* (the black seed) on immunity. Actas da Quarta Conferência Internacional sobre Medicina Islâmica. Bull Islamic Med, 4: 344-348.

70. El-Mahmoudy A, Matsuyama H, Borgan MA, Shimizu Y, El-Sayed MG, Minamoto N, Takewaki T. Thymoquinone suppresses expression of inducible nitric oxide synthase in rat macrophages. Int. Immunopharmacology. 2002 Oct; 2 (11): 1603-11. :

71. Eloff, J. N. 1998. Qual o extrator que deve ser utilizado para o rastreio e isolamento de componentes antimicrobianos das plantas? J. Ethnopharmacol. 60:1-8

72. El-Sayed, NS El-din (1998): Alguns estudos farmacológicos de *Nigella sativa*, Tese de Mestrado, Faculdade de Farmácia, Universidade do Leiro.

73. Enomoto S, Asano R, Iwahori Y, Narui T, Okada Y, Singab AN, Okuyama T.; Hematological studies on black cumin oil from the seeds of *Nigella sativa* L; Biol. Pharm Bull. 2001 Mar; 24 (3): 307-10.

74. Farida, M., Al-Awadi, F.M. e Gumaa, K.A. (1987). Estudos sobre a atividade de plantas individuais de uma mistura de plantas antidiabéticas. Ata Diabetologica Latina 24: 37-41.

75. Farrag H. A. et al; Effect of gamma radiation on the bacterial flora of *Nigella sativa* seeds and its oil constituents; Ata Pharm. 50; 2000; 197- 207

76. Ferdous, A.J., Islam, S.N. et al. (1992) Atividade antibacteriana in vitro do óleo volátil de sementes de *Nigella sativa* contra isolados de Shigella spp. resistentes a múltiplos medicamentos e isolados de Vibrio cholerae e *E. coli*. Investigação em Fitoterapia 6, 137-140

77. Gale, E. F., E. Cundliffe, P. E. Reynolds, M. H. Richmond e M. J. Waring. (1981) The molecular basis of antibiotic action, 2ª ed., John Wiley & Sons, Londres. John Wiley & Sons, Londres, Reino Unido.

78. Geissman, T. A. 1963. Flavonoid compounds, tannins, lignins and related compounds, p. 265. Em M. Florkin, e E. H. Stotz (ed.), Pyrrole pigments, isoprenoid compounds and phenolic plant constituents, vol. 9. Elsevier, New York, N.Y.

79. George Tegos, Frank R. Stermitz, Olga Lomovskaya e Kim Lewis; Multidrug Pump Inhibitors Uncover Remarkable Activity of Plant Antimicrobials. Antimicrobial Agents Chemotherapy. 2002 outubro; 46(10): 3133-3141.

80. Ghoneim, M.T. et al (1982). Possible effects of some extracts of *Nigella sativa* L. seeds on blood coagulation system and fibrinolytic activity; Actas da Segunda Conferência Internacional sobre Medicina Islâmica; Studies in Islamic Medicine and Advantages of Herbal treatment, 12th April, 1982, Kuwait.

81. Ghosheh, O. A., Houdi, A. A et al. (1999). High performance liquid chromatographic analysis of the pharmacologically active quinones and related compounds in the oil of the Black Seed (*Nigella sativa* L.). Journal of Pharmaceutical and Biomedical Analysis. abril 19(5): 757-762: Departamento de Ciências Farmacêuticas, Faculdade de Farmácia, Universidade de Kentucky, Lexington, KY, 40536, EUA

82. Gilani AH, Aziz N, Khurram IM, Chaudhary KS, Iqbal A.; Actividades broncodilatadoras, espasmolíticas e antagonistas do cálcio das sementes de *Nigella sativa* (Kalonji): um produto tradicional à base de plantas com múltiplas utilizações medicinais. J Pak Med Assoc. 2001 Mar; 51 (3): 115-20.

83. Hailat, N., Z. Bataineh, et al. (1995). Effect of *Nigella sativa* Volatile Oil on Jurkat T Cell Leukemia Polypeptides. International Journal of Pharmacognosy 33(1): 16-20. : Clin. Vet. Sci., Fac. Vet. Med., Faculdade de Medicina Veterinária, Universidade de Ciências e Tecnologia da Jordânia, Irbid, Jordânia

84. Halwani, R. Habbal, M.Z., Abdelnoor A.M. O efeito antibacteriano de alguns constituintes do óleo *de Nigella sativa*. Arab J. of Pharmaceutical Sciences. 1(1), 87-96. 1999

85. Hanafy, M. S. M. e Hatem M. E. (1991). Estudos sobre a atividade antimicrobiana da semente *de Nigella sativa* (cominho preto). Journal Of Ethnopharmacology 34(2-3): 275-278.

86. Haq A, Lobo PI, Al-Tufail M, Rama NR, Al-Sedairy ST; Immunomodulatory effect of *Nigella sativa* proteins fractionated by ion exchange chromatography; Int J Immunopharmacology. 1999 Abr, 21 (4): 283-95.

87. Haq, A., M. Abdullatif, et al. (1995). *Nigella sativa*: Effect on human lymphocytes and polymorphonuclear leukocyte phagocytic activity. Immunopharmacology 30(2): 147-155: Dep. Biol. Investigação, King Faisal Specialist Hospital, P.O. Box 3354, Riyadh 11211, Arábia Saudita

88. Hasan, C. M., M. Ahsan, et al. (1989). In vitro antibacterial screening of the oils of *Nigella sativa* seeds. Bangladesh Journal Of Botany 18(2): 171-174.

89. Hashem FM, El-Kiey MA (1982): *Nigella sativa* seeds of Egypt. Jornal de Ciências Farmacêuticas (EAU), 3(1): pg. 121-133.

90. Haslam, E. 1996. Natural polyphenols (vegetable tannins) as drugs: possible

modes of action. J. Nat. Prod. 59:205-215

91. Hassan M, El-Dakhakhny M (1992): Effect of some *Nigella sativa* constituents on chemical carcinogenesis in hamster cheek pouch. Journal of the Egyptian Society of Pharmacology and Experimental Therapeutics, 11(2): pg.675-677.

92. Houghton, P. J., R. Zarka, et al. (1995). Fixed oil of *Nigella sativa* and derived thymoquinone inhibit eicosanoid generation in leukocytes and membrane lipid peroxidation. Planta Medica 61(1): 33-36: Pharmacognosy Res. Laboratório, Dep. Farmácia, King's Coll. London, Manresa Road, London SW3 6LX, UK

93. Hussain, H. e R. S. Tobji (1997). Triagem antibacteriana de algumas plantas medicinais da Líbia. Fitoterapia 68(5): 467-470. Departamento de Química, Coll. Dep., Coll. Sci., Univ. Mu'tah, Mu'tah, Alkarak, P.O. Box 7, Jordânia

94. Isaías 28: 25, 27 nkjv

95. Islam, S. K. N., M. Ahsan, et al. (1989). Antifungal activities of the oils of *Nigella sativa* seeds. Jornal Paquistanês de Ciências Farmacêuticas 2(1): 25-28. .

96. Jadayil SA, Tukan SK, Takruri HR; Biodisponibilidade do ferro de quatro plantas alimentares locais diferentes na Jordânia; Plant Foods Hum Nutr. 1999; 54 (4):285-94

97. Kahsai, Alem Welderufael (2002); Isolamento e Caracterização de Ingredientes Activos de *Nigella sativa* para Rastreio Antibacteriano; Tese de Mestrado, Departamento de Química, East Tennessee State University; Página de título do ETD etd-0715102-001118

98. Karapinar M., e Aktug S. E. (1987). Inibição de agentes patogénicos de origem alimentar por timol, eugenol, mentol e anetol; Int. J. Food Microbiol. 4[2], 161-166.

99. Kasonia, K., M. Ansay, et al. (1993). Plantas utilizadas em etnomedicina para a

asma em Kivu (Zaire). Belgian Journal of Botany 126(1): 20-28. Universidade de Lubumbashi, Universidade de Liège, Fac. Medecine Veterinaire, Pharmacologie Toxicologie, B-41 Bld. de Colonster, Sart-Tilman, B- 4000 Liege, Belgique

100. Keshri, G., M. M. Singh, et al. (1995). Eficácia Contraceptiva Pós-Coital das Sementes de *Nigella sativa* em Ratos. Jornal Indiano de Fisiologia e Farmacologia 39(1): 59-62. Div. Endocrinol., Central Drug Res. Inst., Lucknow 227 001, Índia

101. Khan, M. A. (1999). Composição química e propriedades medicinais de *Nigella sativa* Linn. Inflammopharmacology 7(1): 15-35: Division of Chemistry, School of Science, Sheffield Hallam University, Pond Street, Sheffield, S11WB, UK

102. Khanna, T. et al. 1993: Estudos do SNC e analgésicos em *Nigella sativa.* Fitoterapia 64, 407-10

103. Khanna, T., F. A. Zaidi, et al. (1993). Estudos do SNC e analgésicos sobre *Nigella sativa.* Fitoterapia 64(5): 407-410. Dep. Farmacologia, Faculdade de Ciências, Jamia Hamdard, Hamdard Nagar, Nova Deli-110062, Índia

104. Kruk I, Michalska T, Lichszteld K, Kladna A, Aboul-Enein HY; The effect of thymol and its derivatives on reactions generating reactive oxygen species. Chemosphere. 2000 Oct; 41 (7): 1059-64.

105. Kumara SS e Huat BT: Extração, isolamento e caraterização do princípio antitumoral, alfa-hederina das sementes de *Nigella sativa.* Planta Med, 2001 Feb; 67 (1): 29-32.

106. Lewis, Elwin Lewis, 1977: Medical Botany; 360- 364

107. Mahfouz e El-Dakhakhny; J. Pharm Sci. U.A.R., 1960; 1; pg. 9.

108. Mahfouz M et al (1960): Effectiveness of 'Nigella' in Asthma. Alexandris

Medical Journal 6, pg.543-547.

109. Mahfouz M et al (1962): Choleretic action of *Nigella sativa* seed oil. Egyptian Pharmacology Bulletin, 44, 225-229.

110. Mahfouz M et al (1965): The effect of 'Nigellone therapy' on the histaminopexic power of the blood sera of asthmatic patients. Arznein Forsch (Drug Res.), 15: 1230-1.

111. Mahfouz M, El-Dakhakhny M (1960): O isolamento de um princípio ativo cristalino das sementes *de Nigella sativa* L. J Pharm Sci, EAU, 1: 1 - 19.

112. Mahfouz M, El-Dakhakhny M: Propriedades químicas e farmacológicas do novo medicamento antiasmático Nigellone Egypt Pharm Bull, 1960; 42: pg. 411-424.

113. Mahmoud MR, El-Abhar HS, Saleh S. Artigos relacionados, ligações O efeito do óleo *de Nigella sativa* contra os danos no fígado induzidos pela infeção por *Schistosoma mansoni* em ratos. J Ethnopharmacol. 2002 Jan;79(1):1-11.

114. Mansour MA, Nagi MN, El-Khatib AS, Al-Bekairi AM; Efeitos da timoquinona nas actividades de enzimas antioxidantes, peroxidação lipídica e DT-diaforase em diferentes tecidos de ratos: um possível mecanismo de ação. Cell Biochem. Funct. 2002 Jun; 20 (2): 143-51.

115. Mansour MA. Efeitos protectores da timoquinona e da desferrioxamina contra a hepatotoxicidade do tetracloreto de carbono em ratos. Life Sci. 2000 maio 19; 66 (26): 2583-91.

116. Marjorie Murphy Cowan; Plant Products as Antimicrobial Agents Clinical Microbiology Reviews, outubro de 1999, p. 564-582, Vol. 12, No. 4

117. Marozzi FJ Jr, Kocialski AB, Malone MH. Studies on the antihistaminic effects of thymoquinone, thymohydroquinone and quercetin. Arzneimittel Forschung. 1970 Oct; 20 (10): 1574-7.

118. Mason, T. L., e B. P. Wasserman; 1987. Inativação da beta-glucano sintase da beterraba vermelha por compostos fenólicos nativos e oxidados. Fitoquímica 26:2197-2202

119. Medenica R et al (1997): Anti-angiogenic activity of *Nigella sativa* plant extract in cancer therapy (meeting abstract). Actas da reunião anual da Associação Americana de Investigação do Cancro, 38: A1377.

120. Mehta, B. K., N. Singh, et al. (1999). Atividade anti-implantação em extractos de folhas de *Artabotrys odoratissimus* e de sementes de *Nigella sativa*. Biological Memoirs. junho 25(1): 38-39: Escola de Estudos em Química, Universidade Vikram, Ujjain, 456 010, Índia

121. Menounos, P., K. Staphylakis, et al. (1986). The sterols of *Nigella sativa* seed oil. Phytochemistry 25(3): 761-763.

122. Mohiuddin, S., R. A. Qureshi, et al. (1993). Avaliação laboratorial de alguns óleos vegetais como protectores de produtos armazenados. Pakistan Journal of Scientific and Industrial Research 36(9): 377-379. PCSIR Lab. Complex, Karachi-75280, Paquistão

123. Morley DC. Um método simples para testar a sensibilidade de bactérias de feridas à penicilina e ao sulfatiazol através da utilização de discos de papel impregnados. . Pathol. Bacteriol. 1945; 57: 379382

124. Morsi, N. M. (2000). Efeito antimicrobiano de extractos brutos de *Nigella sativa* em várias bactérias resistentes a antibióticos. Ata Microbiologica Polonica. 49(1): 63-74: Departamento de Botânica, Faculdade de Ciências, Universidade do Cairo, Cairo, Egito

125. Mouhajir, F., J. A. Pedersen, et al. (1999). Antimicrobial thymohydroquinones of Moroccan *Nigella sativa* seeds detected by electron spin resonance. Biologia Farmacêutica. Dez. 37(5): 391-395: Departamento de Botânica, U.B.C.,

Vancouver, V6T 1Z4, Canadá

126. Mutabagani A, El-Mahdy SAM (1997): Um estudo da atividade anti-inflamatória de *Nigella sativa* L e thymoquinone em partes. Saudi Pharm J, 5(2): 110-113.

127. Nagi MN, Mansour MA. ; Efeito protetor da timoquinona contra a cardiotoxicidade induzida pela doxorrubicina em ratos: um possível mecanismo de proteção. Pharmacol Res. 2000 Mar; 41 (3):283-9.

128. Nagi, M. N., K. Alam, et al. (1999). Thymoquinone protects against carbon tetrachloride hepatotoxicity in mice via an antioxidant mechanism. Biochemistry and Molecular Biology International 47(1): 153-159: Departamento de Farmacologia, Faculdade de Farmácia, Universidade Rei Saud, Riade, 11451, Arábia Saudita

129. Nair, S. C., M. J. Salomi, et al. (1991). Modulatory effects of Crocus sativus and *Nigella sativa* extracts on cisplatin-induced toxicity in mice. Journal Of Ethnopharmacology 31(1): 75-84.

130. Namba, T., M. Tsunezuka, et al. (1985). Estudos sobre a prevenção da cárie dentária por medicamentos tradicionais: Parte VII. Triagem de medicamentos ayurvédicos para ação anti-placa. Shoyakugaku Zasshi 39(2): 146-153.

131. Nandkarni, K.M., 1976. Crocus sativus, Nigella sativus. In: Indian Materia Medica. Popular Prakashan, Bombaim; Pg 386- 411

132. Base de dados Natural Products Alert ou NAPRALERT (1975- 1998). Universidade de Illinois, Chicago, EUA.

133. Nergiz, C. e S. Otles (1993). Chemical composition of *Nigella sativa* L. seeds. Food Chemistry 48(3): 259-261. Departamento de Eng. Dep., Eng. Fac., Ege Univ., 35100 Bornova, Izmir, Turquia

134. Neu, H. C. 1992. A crise da resistência aos antibióticos. Science 257:1064-

1073.

135. Pandey B. P.; A textbook of Botany- Angiosperms, 2001a; pg 26- 27

136. Pandey B. P.; A textbook of Botany- Angiosperms, 2001b; pg. 237- 239

137. Pandey B. P.; A textbook of Botany- Angiosperms, 2001c; pg 916

138. Performance Standards for Antimicrobial Disk Susceptibility Tests, NCCLS (2002) Vol. 22 No. 1, Jan. 2002

139. Rahman, A. U., S. Malik, et al. (1992). Nigellimine: A new isoquinoline alkaloid from the seeds of *Nigella sativa*. Journal Of Natural Products 55(5): 676-678.

140. Randhawa M. A., Al- Ghamdi M. J. (2002); A review of pharmacotherapeutic effects of *Nigella sativa*. Jornal de Investigação Médica do Paquistão. Vol 41, No. 2, 2002, 77- 83

141. Rastogi Ram P., Mehrotra; Compêndio de Plantas Medicinais Indianas; vol. 1; CDRI, Lucknow e PID, Nova Deli, 1991; pg. 294

142. Reiter M, Brandt W: Efeitos relaxantes nos músculos lisos traqueais e ileais da cobaia. Arznein Forsch/ Drug Res., 1985; 35: 408-414.

143. Russell, A. D., e I. Chopra. 1996. Understanding antibacterial action and resistance, 2ª ed. Ellis Horwood, Nova Iorque, N.Y.

144. Sahih Bukhari Vol. 7 livro no. 71 # 592

145. Salem, M. L. e M. S. Hossain (2000). Protective effect of Black Seed oil from *Nigella sativa* against murine cytomegalovirus infection (Efeito protetor do óleo de semente preta de *Nigella sativa* contra a infeção por citomegalovírus murino). Jornal Internacional de Imunofarmacologia. setembro 22(9): 729-740: Departamento de Zoologia, Faculdade de Ciências, Universidade de Tanta, Tanta, Egito

146. Sallal AKJ e A Alkofahi (1996): Inhibition of haemolytic activities of snake and scorpion venoms in vitro with plant extracts. Biomedical Letters, 53 (212): 211-215.

147. Salman M. Tariq, Khan R.A. e Shukla I. (2003). Um estudo de extractos e óleo de Kalonji (*Nigella sativa*) para propriedades antibacterianas. Livro de resumos; Simpósio nacional - Tendências emergentes em plantas medicinais indianas, Lucknow, Índia. 10- 12 de outubro de 2003. pg. 34

148. Salman M.T., Khan R.A. e Shukla I. (2003). Um estudo de *Nigella sativa* para propriedades antibacterianas. Souvenir e Resumos; IPS- 2003; Pharmacology Today. Progressing AcademiaIndustry Interactions; 36th Conferência Anual da Sociedade Farmacológica Indiana. 5- 7 Dez., 2003 pg. 204

149. Salman M.T., Khan R.A., Kumar A. e Shukla I. Antimicrobial activity of *Nigella sativa* against Multi-drug resistant *S. aureus;* Indian Journal of Pharmacology vol. 36, Suppl. Dez., 2004: S46

150. *Salomi NJ, Panikkar KK (1989): Cytotoxic action of Nigella sativa seeds; proceedings of Keralite Science Congress II, pg.202-207.*

151. Salomi NJ, Panikkar KR (1991): Inhibitory effects of *Nigella sativa* and saffron (*Crocus sativus*) on chemical carcinogenesis in mice. Nutrition Cancer, 16, pg. 67-72.

152. Salomi, N. J., S. C. Nair, et al. (1992). Princípios antitumorais das sementes *de Nigella sativa*. Cancer Letters 63(1): 41-46.

153. Saxena A. P. e Vyas K. M.1986). Antimicrobial activity of seeds of some ethnomedicinal plants. Jornal de Botânica Económica e Taxonómica 8(2): 291-300.

154. Sayed MD; Traditional medicine in health care; Journal of Ethnopharmacol. 1980 Mar; 2 (1):19-22.

155. Scalbert, A. 1991. Antimicrobial properties of tannins (Propriedades antimicrobianas dos taninos). Fitoquímica 30:3875-3883

156. Schultes, R. E. 1978. O reino das plantas, p. 208. Em W. A. R. Thomson (ed.), Medicines from the Earth. McGraw-Hill Book Co., Nova Iorque, N.Y.

157. Shoieb AM, Elgayyar M, Dudrick PS, Bell JL, Tithof PK. Inibição in vitro do crescimento e indução de apoptose em linhas celulares de cancro por timoquinona. Int J Oncology. 2003 Jan; 22 (1):107-13

158. Siddiqui, M. B., M. M. Alam, et al. (1988). Ethno-medical study of plants used for terminating pregnancy. Fitoterapia 59(3): 250-252.

159. Siddiqui, T. O., H. A. Kan, et al. (1990). Papel provável dos oligoelementos de algumas plantas medicinais nas doenças cardiovasculares. Ata Manilana 38: 19-24.

160. Steinmann A, Schatzle M, Agathos M, Breit R.; Allergic contact dermatitis from black cumin (*Nigella sativa*) oil after topical use; Contact Dermatitis. 1997 May;36(5):268-9.

161. Stern, J. L., A. E. Hagerman, P. D. Steinberg, e P. K. Mason. 1996. Phlorotannin-protein interactions. J. Chem. Ecol. 22: 1887-1899.

162. Stockwell, C. 1988. Nature's pharmacy. Century Hutchinson Ltd., Londres, Reino Unido.

163. Swamy, S. M. K. e B. K. H. Tan (2000). Cytotoxic and immunopotentiating effects of ethanolic extract of *Nigella sativa* L. seeds. Journal of Ethnopharmacology. abril 70(1): 1-7: Departamento de Farmacologia, Faculdade de Medicina, Universidade Nacional de Singapura, 10 Kent Ridge Crescent, Singapura, 119260, Singapura

164. Swartz, M. N. 1994. Hospital-acquired infections: diseases with increasingly

limited therapies (Infecções hospitalares: doenças com terapias cada vez mais limitadas). Proc. Natl. Acad. Sci. USA 91:2420-2427.

165. Takruri, H. R. H. e M. A. F. Dameh (1998). Study of the nutritional value of black cumin seeds (*Nigella sativa* L.). Journal of the Science of Food and Agriculture 76(3): 404-410. :Dep. Nutr. Food Technol, Fac. Agric., Univ. Jordan, Amman, Jordan

166. Tennekoon, K. H., S. Jeevathayaparan, et al. (1991). Possível hepatotoxicidade das sementes de *Nigella sativa* e das folhas de *Dregea volubilis*. Journal Of Ethnopharmacology 31(3): 283-290.

167. Tennekoon, K. H., S. Jeevathayaparan, et al. (1992). Evaluation of possible galactagogue activity of a selected group of Sri Lankan medicinal plants. Journal of the National Science Council of Sri Lanka 20(1): 33-41: Departamento de Fisiologia, Faculdade de Medicina, Univ. Colombo, Colombo

168. Tenover, F. C., e J. M. Hughes. 1996. The challenges of emerging infectious diseases. Development and spread of multiply-resistant bacterial pathogens. JAMA 275:300-304.

169. Thomson, W. A. R. (ed.). 1978. Medicines from the Earth. McGraw-Hill Book Co., Maidenhead, Reino Unido.

170. Toama Mohamed A., Taha S. El-Alfy, e Hamed M. El-Fatatry; Antimicrobial Activity of the Volatile Oil of *Nigella sativa* Linneaus Seeds; Antimicrobial. Agents Chemotherapy. 1974 agosto; 6(2): 225-226.

171. Tomasz, A. 1994. Bactérias patogénicas resistentes a múltiplos antibióticos. N. Engl. J. Med. 330:12471251.

172. Topozada, H.H. et al; (1965); As propriedades antibacterianas das sementes de *Nigella sativa*, princípio ativo com algumas aplicações clínicas. J. Egypt Med. Assoc. do Egito 48, 187- 202

173. Turkdogan MK, Agaoglu Z, Yener Z, Sekeroglu R, Akkan HA, Avci ME. O papel das vitaminas antioxidantes (C e E), selénio e *Nigella sativa* na prevenção da fibrose hepática e cirrose em coelhos: novas esperanças. Dtsch Tierarztl Wochenschr. 2001 Feb; 108 (2): 71-3.

174. Ustun, G., L. Kent, et al. (1990). Investigation of the technological properties of *Nigella sativa* (black cumin) seed oil. Journal Of The American Oil Chemists' Society 67(12): 958-960.

175. Victor Lorian, M.D. e Editor, (1996); Antibiotics in Laboratory Medicine. 4th edition. Williams and Wilkins Publishers.

176. Vohora, S. B. e P. C. Dandiya (1992). Herbal analgesic drugs. Fitoterapia 63(3): 195-207.

177. Worthern, D. R., O. A. Ghosheh, et al. (1998). A atividade antitumoral in vitro de alguns componentes brutos e purificados da semente preta, *Nigella sativa* L. Anticancer Research 18(3a): 15271532.

178. Zahner, H., e H.-P. Fiedler. 1995. The need for new antibiotics: possible ways forward. Em P. A. Hunter, G. K. Darby e N. J. Russell (ed.), Fifty years of antimicrobials: past perspectives and future trends. In Fifty-Third Symposium of the Society for General Microbiology. Cambridge University Press, Cambridge, Reino Unido.

179. Zaoui A, Cherrah Y, Alaoui K, Mahassine N, Amarouch H, Hassar M. Efeitos do óleo fixo *de Nigella sativa* na homeostase sanguínea em ratos; J. Ethnopharmacol. 2002 Jan; 79 (1): 23-6.;

180. Zaoui A, Cherrah Y, Mahassini N, Alaoui K, Amarouch H, Hassar M.; Toxicidade aguda e crónica do óleo fixo *de Nigella sativa*. Phytomedicine. 2002 Jan; 9 (1): 69-74.

181. Zaoui, A., Cherrah, Y. et al. (2000). Diuretic and hypotensive effects of

Nigella sativa on the spontaneously hypertensive rat. Therapie London. Mai Juin 55(3): 379-382.

Apêndice

Publicações

Documentos de investigação

1. Salman MT, Khan RA, Shukla I. Atividade antimicrobiana in vitro de extractos de *Nigella sativa* contra bactérias resistentes a múltiplos antibióticos isoladas de amostras clínicas. *Hamdard Medicus.* 54 (1), 2011. 48-54.

2. Salman MT, Khan RA, Shukla I. A Study of *Nigella sativa* Linn. seeds for antimicrobial activity against multidrug resistant clinical strains of *Pseudomonas aeruginosa. Revista Hipocrática de Medicina Unani.* 4(4). 2009. 95-104.

3. Salman MT, Khan RA, Shukla I. Atividade antimicrobiana do óleo *de sementes de Nigella sativa* Linn. Seed oil against multidrug resistant bacteria from clinical isolates. *Natural Product Radiance.* 7(1), 2008. 10-14.

4. Salman MT, Khan RA, Shukla I. Antimicrobial activity of Black Cumin seeds (*Nigella sativa*) against multidrug resistant strains of Coagulase negative Staphylococci. *Revista Hipocrática de Medicina Unani.* 3(1). 2008. 107-112.

5. Salman MT, Khan RA, Shukla I. Atividade antimicrobiana in vitro do óleo *de Nigella sativa* contra bactérias multirresistentes. *Unimed Kulliyat.* II (1), 2006. 8-13.

Resumos

1. Salman MT, Khan RA, Shukla I. Atividade in vitro do óleo de semente de *Nigella sativa* contra *Staphylococcus epidermidis* resistente a múltiplos medicamentos. *Actas da* 40th Conferência Anual da Sociedade Farmacológica Indiana, SAS Nagar, 2007. 89

2. Salman MT, Khan RA, Shukla I. Atividade antimicrobiana das sementes de *Nigella sativa* L. contra bactérias multirresistentes isoladas de amostras clínicas. *Investigação em Química Medicinal*; 15 (1/6). 2007. 245

3. Salman MT, Khan RA, Shukla I. Atividade In Vitro de Sementes *de Nigella Sativa* Contra *Pseudomonas aeruginosa* Resistente a Múltiplos Medicamentos de Espécimes Clínicos. *Actas da* 3rd Conferência Anual do Capítulo UP da Associação Indiana de Microbiologistas Médicos, Aligarh, 2007.

4. Salman MT, Khan RA, Shukla I. Atividade antimicrobiana do extrato *de Nigella sativa* contra *Staphylococcus epidermidis* resistente a múltiplos medicamentos obtido a partir de amostras clínicas. *Indian Journal Of Pharmacology*; 38 (Suplemento), 2006. S73

5. Salman MT, Khan RA, Shukla I. Atividade antimicrobiana do óleo *de Nigella sativa* contra *Staphylococcus Aureus* obtido a partir de amostras clínicas. *Indian Journal Of Pharmacology*; 37 (Suplemento), 2005. S62

6. Salman MT, Khan RA, Shukla I. Antibacterial activity of *Nigella sativa* seeds against multi-drug resistant bacteria isolated from clinical specimens. *Abstract Book* 3rd Young Medics' International Conference, Academia Nacional de Ciências, Ministério da Saúde, República da Arménia, Associação Médica Arménia. - Yerevan, Arménia; 2005. - P161

7. Salman MT, Khan RA, Shukla I. Atividade Antimicrobiana do Óleo *de Nigella sativa* Contra *Pseudomonas aeruginosa* Resistente a Múltiplos Medicamentos de Espécimes Clínicos. *Actas da* UP - Pathmicon - 2005; XIV Conferência Anual da Associação Indiana de Patologistas e Microbiologistas (Capítulo UP), Aligarh, 2005. 36-37

8. Salman MT, Khan RA, Kumar A., Shukla I. Atividade antimicrobiana de *Nigella sativa* contra *Staph. aureus* resistente a múltiplos medicamentos. *Indian Journal Of Pharmacology;* 36 (Suplemento), 2005. S46

9. Salman MT, Khan RA, Shukla I Um estudo de *Nigella sativa* para propriedades antibacterianas. *Actas de* 36th Conferência Anual da Sociedade Farmacológica

Indiana, Nova Deli, 2003. 204

10. Salman MT, Khan RA, Shukla I. Estudo de extractos e óleo de Kalonji (*Nigella sativa*) para propriedades antibacterianas. *Actas do* Simpósio dos Amigos da Natureza, Tendências Emergentes em Plantas Medicinais Indianas, Lucknow, 2003. 34

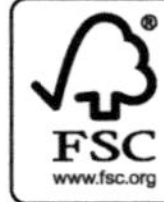

MIX
Papier aus verantwortungsvollen Quellen
Paper from responsible sources
FSC® C105338

Printed by Books on Demand GmbH, Norderstedt / Germany